SMARPP-24

物質使用障害治療プログラム［改訂版］

SERIGAYA
Methamphetamine
Relapse
Prevention
Program

集団療法ワークブック

監修：松本俊彦
　　　今村扶美
　　　近藤あゆみ

著　：網干舞　沖田恭治
　　　川地拓　嶋根卓也
　　　引土絵未　船田大輔
　　　山田美紗子　米澤雅子

Ψ 金剛出版

SMARPPに参加する際のお願い

　プログラムに参加するみなさんが気持ちよく安心してプログラムに参加できるために、また、グループが治療的な場であるために、ご協力をお願いします。

① 治療の場には、薬物やアルコールを持ち込まないようにお願いします。

② 薬物を使用した場合は、治療的にとりあつかいますので、正直に主治医に伝えてグループ内でも振り返るようにしましょう。

③ 薬物やアルコール使用により酩酊や興奮が著しい場合、グループはお休みいただき、個別の対応をお願いすることがあります。

④ 他のメンバーがプログラムの中で話す内容については、批判したり非難したりしないようにしましょう。

⑤ 他のメンバーに薬物やアルコールを売ったり勧めたり、過度に刺激するような言動は絶対にしないでください。

⑥ グループの中で話された内容や、メンバーの個人情報は、グループの外では絶対にもらさないでください。

はじめに

　本書は、SMARPP（Serigaya Methamphetamine Relapse Prevention Program）の市販ワークブックとしては3つ目のものです。

　私たちが最初にSMARPPの試行に着手したのは、思えば今から15年前、2006年のことです。そしてその5年後の2011年には、最初の市販SMARPPワークブックとして、『薬物・アルコール依存症からの回復支援ワークブック』を、さらに2015年には、その改訂版として『SMARPP-24 物質使用障害治療プログラム』を上梓させていただきました。

　気づくと、もうずいぶん長いことSMARPPに取り組んでいることになります。その間、私たちは、国立精神・神経医療研究センターにおいて、およそ2,000人の薬物依存症の新規患者さんと出会い、延べ数にして1万人を超える薬物依存症患者さんにSMARPPを提供してきました。加えて、国内各地でSMARPPに関する講演を何百回も行い、年1回のSMARPP研修会を合計13回開催して、総計で1,000名を超えるSMARPPファシリテーターを養成してきました。

　それだけではありません。私たちは、国内各地の精神科医療機関や精神保健福祉センターはもとより、あちこちの矯正施設や保護観察所といった法務省関連機関にも出向き、実地でSMARPPのスーパーヴィジョンに尽力してきました。こうした実践と教育の蓄積は、確実に私たちの臨床的スタンスを変えてきた気がします。

　もちろん、薬物問題に関する新しい国際的潮流にも影響を受けました。とりわけ2つ目のワークブックを上梓した2015年以降、ハームリダクションという公衆衛生政策と支援実践の理念と出会い、そこから無視できない影響を受けました。その結果、当初より重視してきた「短期的な断薬よりも治療継続を優先する」という治療理念は、さらに一歩進めて、「重要なのは、『断薬する／しない』ではなく、一人で苦しまないこと」へと微妙な変化を遂げたのです。

　当然ながら、ある時期から私たちは従来のSMARPPの内容に不満を覚えるようになりました。何よりも、すでに同僚や患者さんからSMARPPに関する多数のフィードバックをいただいており、かねてより「機会があったら修正したい」と気になっていました。

　そこで、今回、国立精神・神経医療研究センターで長年にわたって薬物依存症患

者さんの治療に携わってきた多職種の同僚とともに、大胆な改訂に挑戦することにしました。改訂箇所の詳細については巻末の解題で説明させていただくとして、ここでは、今回の改訂版は、何十回もの協議を重ね、最終的に2年あまりの月日を費やして完成したものであるとだけいっておきたいと思います。

　1つ断言できることがあります。それは、この新しいワークブックは、国立精神・神経医療研究センターの薬物依存症治療チームによる総力戦によって完成に漕ぎ着けたものであり、現時点におけるベストなSMARPPである、ということです。

　援助者の方は臨床ツールとして、そして、当事者の方には自習用教材として、ぜひとも本書を存分に活用していただければと願っています。

　2021年9月

監修者を代表して
国立精神・神経医療研究センター精神保健研究所
薬物依存研究部 部長
同センター病院 薬物依存症センター センター長
　　　　　　　　　松本俊彦

目　次

SMARPP-24

物質使用障害治療プログラム

〔改訂版〕

集団療法ワークブック

第1回 なぜアルコールや薬物をやめなくてはいけないの?

1 なぜ薬物やアルコールが問題なのか?

　みなさんはこう思っているかもしれません。「自分はアルコール依存症なんかじゃない」「薬物はやめるつもりだが、どうしてアルコールまでやめなくてはいけないのか」「自分はマリファナでトラブルを起こしたことなんかない」「自分は酒を飲みすぎることなんかない」「自分はちゃんとコントロールして覚醒剤を使ってる」などなど。

　そのとおりかもしれません。でも、ちょっと考えてみてください。みなさんが晩酌を始めたばかりの頃のお酒の量、初めて薬物を使い始めた頃の量と、今、飲んだり使ったりしている量は同じですか? 少しずつお酒や薬物の量が増えてはいませんか? それに、これまでアルコールに酔っているときや薬物を使用しているときに、いつになく怒りっぽくなったり、荒っぽい口調で家族や友人につっかかってしまったりしたことはないですか? あるいは、気づかないうちに自分の体を傷つけてしまったり物を壊してしまったりして、次の日に後悔する、といった経験はないでしょうか? 薬物やアルコールにお金を使ってしまって生活費に困ったり、少しずつ普段の生活に支障がでていませんか?

　薬物やアルコールは、あなた自身の「コントロールする力」をゆっ

くりと奪っていきます。いくらあなたが今、お酒や薬物をうまくコントロールできていたとしても、薬物やアルコールの影響を受けた脳は、少しずつあなた自身をコントロールできなくなっていく可能性があります。

　さて、このいちばん最初のセッションでは、薬物やアルコールとさまざまな心の病気との関係について考えてみましょう。

② 薬物・アルコールがもたらす さまざまな問題

(1) 睡眠の質を下げます

　薬物やアルコールは眠りの質を下げます。アルコールを飲んで酔うと「寝つき」がよくなったように感じるかもしれませんが、眠りは浅くなって、睡眠の質は悪くなります。寝酒をしている人は、一見すると眠っ

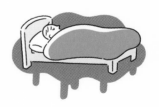

ているように見えても、脳波検査を行うと、「睡眠の脳波」になっておらず、「昏睡状態の脳波」になっているだけです。これではいくら睡眠をとっても脳や心の疲れはとれません。

(2) うつ状態を悪化させます

　薬物やアルコールを使用すると、落ち込んでいた気分が少しの間、楽になった感じがするかもしれません。しかし、くり返し乱用しているうちに、かえって抑うつ気分は悪化していきます。うつ病の人が薬

第1回
第2回
第3回
第4回
第5回
第6回
第7回
第8回
第9回
第10回
第11回
第12回
第13回
第14回
第15回
第16回
第17回
第18回
第19回
第20回
第21回
第22回
第23回
第24回

物・アルコールを使用すると、自殺の危険性も高まると言われています。それは、薬物やアルコールが理性の働きを弱めてしまうことと関係があります。

（3）衝動のコントロールが難しくなります

　薬物やアルコールは感情のコントロールを効かなくさせてしまいます。そのため、もしもつらい感情を抱えていれば、我慢ができなくなってしまい、突発的に治療薬のまとめ飲みやリストカットのような自分の身体を傷つける行動を引き起こすこともあります。アルコールを飲んだ状態では「痛み」に鈍感になっているので、リストカットをすると、軽く傷をつけたつもりでもいつもより深刻な傷を作ってしまう傾向がありますし、ときには命にかかわる場合もあるのです。薬物やアルコールを使うと、性暴力の被害者になってしまう危険性も高まります。

　薬物やアルコールによる影響は、自分の体を傷つけてしまうだけではありません。多くの研究が薬物やアルコール依存症と暴力との関係を指摘しています。たとえば、覚醒剤使用は他者に暴力をふるうリスクを高めてしまうことが研究により示されています。覚醒剤依存症の人を対象とした研究によると、覚醒剤を使用していない時と比べて、覚醒剤を使用している時のほうが暴力的行動をとるリスクが数倍高くなるということです[1]。

（4）幻覚や妄想を引き起こすことがあります

　薬物やアルコールを使っていると、人がいないのに声だけ聞こえたり（幻聴）、「自分が警察に追われているのでは？」という勘ぐり（妄

想）が生じたりすることがあります。こうした体験をした人が、薬物やアルコールを再び使うと、幻覚や妄想がぶり返すことがあります。

（5）薬物依存症を悪化させます

薬物依存症の人の中には、アルコールを飲んで「ほろ酔い」になると、「薬物を使いたい」という欲求が出てくることがあります。また、酔いがまわれば、当然、理性が働きにくくなるため、ほろ酔いのときに再使用しやすくなる人が多いと言われています。

Q1 あなたは上の（1）〜（5）の中で、「自分にあてはまるかも……」と思った項目はありますか？　ある人は、どんな体験だったか具体例を下に書いてみてください。

_____

_____

_____

_____

_____

それでも薬物やアルコールを使ってしまうのは、何らかのメリットがあるからなのです。そのことについて一緒に考えてみましょう。

第1回
第2回
第3回
第4回
第5回
第6回
第7回
第8回
第9回
第10回
第11回
第12回
第13回
第14回
第15回
第16回
第17回
第18回
第19回
第20回
第21回
第22回
第23回
第24回

3 あなたにとって、薬物やアルコールを使うことは、どんなメリット（よい点）とデメリット（悪い点）がありますか？

薬物・アルコールを使うメリット	薬物・アルコールを使うデメリット

薬物・アルコールをやめるメリット	薬物・アルコールをやめるデメリット

14

4 薬物・アルコールを使いたい気持ちとやめる自信

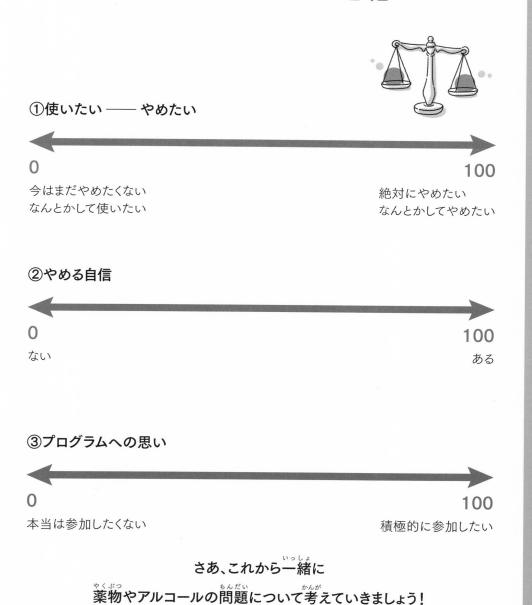

①使いたい ── やめたい

0

今はまだやめたくない
なんとかして使いたい

100

絶対にやめたい
なんとかしてやめたい

②やめる自信

0

ない

100

ある

③プログラムへの思い

0

本当は参加したくない

100

積極的に参加したい

**さあ、これから一緒に
薬物やアルコールの問題について考えていきましょう！**

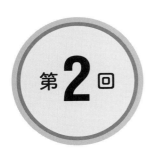

第**2**回 引き金と欲求

1 引き金と欲求

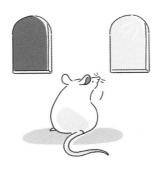

　脳には、本能的な欲求をつかさどる部分があります。薬物やアルコールは、こうした脳の働きに大きな影響を与えます。実験を2つ紹介しましょう。まずは、ネズミの実験です。

　カゴからネズミを放し、明るい場所と暗い場所のそれぞれに、ネズミが逃げこめる場所を用意します。するとネズミは、ふつうは暗い場所に逃げこみます。ネズミやリスなどの小動物は、自然と暗いところへ逃げこむように、本能によって決まっているからです。暗いほうが、天敵から身を隠すのに都合がよいのです。これは、ネズミが進化の過程で身につけた、うまれながらに持っている、生き残るためのメカニ

ズムだといえます。

　しかし、ネズミに何度か明るい場所でアルコールやひとかけらの薬物をあたえると、どうなるでしょうか。その後のネズミは、カゴから放たれたときに、薬物やアルコールを求めて自動的に明るい場所へとむかうようになってしまうのです。つまり、薬物やアルコールは、天敵から身を守るための本能にうち勝ってしまうほど、大きな影響力を持っているのです。

　この実験は、薬物やアルコールが、哺乳類の脳に強い影響を与えることを示しています。

　つづいて、パブロフ博士が行った、犬を使った有名な実験を紹介しましょう。

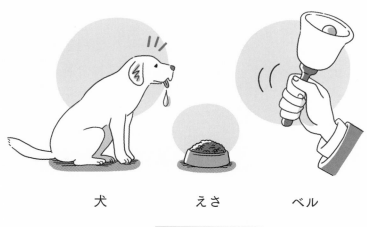

犬　　　えさ　　　ベル

パブロフの犬

犬にエサを見せたりにおいをかがせると、脳が反応してよだれをたらします。パブロフ博士は、**犬にエサを与えるときに、いつもベルを鳴らすようにしました。**

しばらくしてから、パブロフ博士はその犬に、**エサはあげずにベルの音だけを聞かせました。**すると、その犬はベルの音を聞いただけでよだれをたらしたのです。ベルの音をきっかけ（引き金）として、エサがもらえるはずだと自動的に反応するようになったのです。脳の中で「ベルの音→エサ」という結びつきがいったんできあがってしまうと、どんな犬でも、ベルの音を聞くだけでよだれをたらすようになってしまいます。

人間の場合も全く同じです。犬がエサを見てよだれをたらすのと同じように、あなたもおいしい食べ物を見ると、ツバが出たり、「食べたい！」と思ったりすることでしょう。薬物やアルコールのよさを知っている人は、薬物やアルコールを目の前にすると、脳や体が自動的に反応し（心拍数が上がったり、脳の血流が増えたりします）、「やりたい！　ほしい！」という欲求がうまれます。

さて、ではAさんが、いつも自分の車の中で薬物を使っていたとしたらどうなるでしょうか。すると、「車の中→薬物」という結びつきが脳の中にできあがり、車に乗ると自動的に薬物のことが連想されるようになっていくのです。これは、エサと一緒に鳴っていたベルの音と同じです。

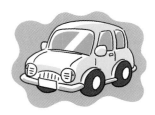

このように、薬物やアルコールが直接目の前になくても、薬物やアルコールを使うことと関係のある刺激（たとえば、いつも使っていた場所、一緒に使っていた人、使うときによく聞いていた音楽、などなど）と出会うだけで脳や体は自動的に反応し、欲求が生じます。思い出してください。犬はエサの時間にいつもベルの音がなっていると、ベルの音だけでエサのことを考えてよだれをたらすようになるのです。

このような、薬物やアルコールを使うことと関係の深い刺激のことを「引き金」といいます。引き金と出会うと、自然と脳が反応してしまうのです。自分にとっての引き金はどのようなものがあるか、ふりかえって整理してみましょう。

Q1 あなたは、これまでに、どんなときに薬物やアルコールを使っていましたか？　あるいは、どんなときに使いたいという欲求が強くなりましたか？

何曜日？　何時ごろ？：
_____

_____

何をしているとき？：
_____

_____

誰かと一緒？　ひとりのとき？：
_____

_____

どんな気分のとき？：
_____

_____

第1回
第2回
第3回
第4回
第5回
第6回
第7回
第8回
第9回
第10回
第11回
第12回
第13回
第14回
第15回
第16回
第17回
第18回
第19回
第20回
第21回
第22回
第23回
第24回

② 「行動」を起こしましょう！

　薬物やアルコールは、「本能」を変えてしまうほどに、大きな影響力をもっています。ですから、やめるためには、「**決心する**」「意志を強くする」だけでは不十分です。やめようとする気持ちは、ただちに行動の変化として実行にうつさなければなりません。たとえば、以下の①から③のようなことがあります。

---

①日常の生活の習慣をかえる。
②安全な生活スケジュールにしたがって過ごす。
③引き金を避ける。

---

　①から③のくわしい内容は今後学んでいくこととして、まずは、薬物やアルコールのことが頭に浮かんでしまったとき、欲求がたかまってしまったときに、すぐに使える対策を勉強しておきましょう。

③ 思考ストップ法

　下のイラストを見てください。もしもあなたが何らかの引き金に刺激されたとします。ほうっておけば、自動的に薬物やアルコールのことを考え始め、使いたい気持ちは大きくなってしまいます。

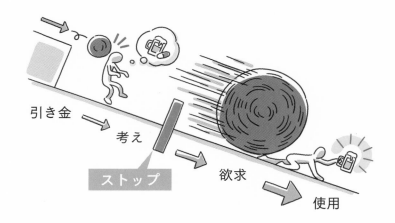

引き金
考え
ストップ
欲求
使用

　いちばん大切なのは、できるだけ**引き金を避ける**ことです。しかし、いつも引き金を避けることができるとはかぎりません。

　もしも、あなたが引き金に出会ってしまい、薬物・アルコールのことを考え始めたら、すぐに考えるのをやめるようにしましょう。できるだけ早くやめることが大事です。そのための方法をいくつか紹介しますので、ぜひ試してみてください。薬物やアルコールについての考えを止めるための魔法のような方法は残念ながらありませんが、自分なりのやり方を地道に練習することで、少しずつうまくいく場面が増えていくことでしょう。

第1回
第2回
第3回
第4回
第5回
第6回
第7回
第8回
第9回
第10回
第11回
第12回
第13回
第14回
第15回
第16回
第17回
第18回
第19回
第20回
第21回
第22回
第23回
第24回

Q2 これまでの生活のなかで、「薬物やアルコールがほしい」という考えを打ち消すのに成功したことはありますか？　そのとき、どんな方法で成功しましたか？

④ 思考ストップのテクニック

（1）輪ゴムパッチン

　手首に輪ゴムを巻いてください。薬物やアルコールについての考えが出てくるたびに輪ゴムをはじいて、「止め！」または「ストップ！」と言って、別のことを考えたり、別の行動をしてみたりしてください。普段から、こういった場合に考える別のことのリスト、別の行動のリストを用意しておくとよいでしょう。

- ●シャワーを浴びる
- ●コーラを飲む
- ●大切な人などの写真を見る
- ●寝る

（2）目に見えるようにイメージする

　頭の中に、レバーかスイッチの映像を思いうかべてください。あなたがそのスイッチを「オン」から「オフ」に入れかえるところをイメージしてください。そして、「オフ」にしたら、薬物やアルコールに関する考えを打ち消して、何か別のことを考えたり、別の映像を浮かべたりするようにします。水を飲んだり、顔

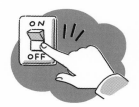

第1回
第2回
第3回
第4回
第5回
第6回
第7回
第8回
第9回
第10回
第11回
第12回
第13回
第14回
第15回
第16回
第17回
第18回
第19回
第20回
第21回
第22回
第23回
第24回

を洗ったり、別の行動をしてみるのもよいでしょう。薬物やアルコールに関する考えが浮かんでくるたびに、「スイッチ」を切っていくのです。

（3）リラクゼーション

　ゆっくり腹式呼吸をしてください。息を吸うときにお腹をふくらませ、お腹をへこませながら息を吐きます。腹式呼吸が難しい時は、普通に深呼吸するだけでも効果はあります。

　ポイントは、息を吸うときには「鼻」から吸い込み、吐くときには「口」から吐きだすこと、それから、吐く時間を吸う時間の2倍くらいにして、最後まで吐ききるようにすることです。それを3回以上くりかえしてみてください。

（4）誰かと話す、誰かと連絡をとる

　電話やメールをすることも有効です。薬物やアルコールをやめようとしていることに理解のある、安全で相談しやすい相手をぜひみつけておきましょう。

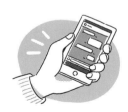

Q3 今後、あなたが使えそうな思考ストップのテクニックはどんなものですか？（テキストにのっている以外にも、よい方法を思いついたらぜひ書いてください）

_____

_____

_____

_____

_____

今回のセッションで学んだ思考ストップ法を、今後増やしていき、生活の中で引き金に出会ってしまった時に使えるようにしておきましょう。また、相談しやすい相手を自分自身で少しずつ見つけていくことも大切です。

第1回
第2回
第3回
第4回
第5回
第6回
第7回
第8回
第9回
第10回
第11回
第12回
第13回
第14回
第15回
第16回
第17回
第18回
第19回
第20回
第21回
第22回
第23回
第24回

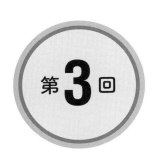

第3回 薬物・アルコールのある生活からの回復段階

最初の1年間

　薬物やアルコールを習慣的に使っていた人は、薬物・アルコールなしの生活を送る最初の1年間、次の5つの段階を経験すると考えられています。入院されていた方や刑務所等の施設に入っていた方の場合は、強制的に使えない環境に置かれている入院・入所期間はカウントせず、地域生活を始めてからの1年間と考えてください。

　薬物やアルコールに「酔う」ことで、「嫌なこと」「心配事」「不安・焦り」をまぎらわせる習慣があった人は、新しい生活をはじめる際に、さまざまな心と体の変化を体験します。これから説明する5つの段階は、そうした心や体の変化に関連しています。そして、それぞれの段階ごとに特有のスリップ（再使用）の危機があります。

　自分は今、回復のどの段階にいるのかを考えながら、以下の説明を読み進めていってください。

① 回復の段階

（1）ステージ1：緊張期

　薬物やアルコールをやめて最初の2週間ほどの間、多くの人は、緊張期とよばれる「しんどい体験」をします。薬物やアルコールを長く

使っていたことによるダメージのために、体はとても疲れきった感じがします。中には本当に病気になって寝込んでしまう人もいるほどです。人によっては「むちゃ食い」や「勘ぐり」が激しくなったりもします。断酒・断薬のために入院していた方の場合、新しい環境、新しい病院、新しい住居、新しい主治医や担当の援助者など、「新しさ」に慣れるのがまず一苦労となるでしょう。

　また、とても気疲れしやすく、ささいなこともストレスと感じやすい時期でもあります。ちょっとした心配事も不眠の原因となりますし、孤独感や心細さをおぼえることもあるでしょう。退院してまだ日が浅い方は、緊張していることもあり、退院のとき心から「薬物やアルコールなしの生活を送ろう」と決意した人ならば、この時期にいきなり薬物やアルコールを使うことは少ないでしょう。

　ただし、ささいな心配事から不眠になったり、不安や落ち着きのない気持ちになった場合には、「ここで一杯飲めたらなあ」と考えてしまうことはありえます。不眠や不安があったら、すぐに新しい主治医に相談しましょう。相談しないでそのままにしておくと、薬物やアルコールを使ってしまう原因になるかもしれません。

　この時期に大切なのは、「無理をしないこと」「十分に休息をとること」「生活のリズムを作ること」です。

第1回
第2回
第3回
第4回
第5回
第6回
第7回
第8回
第9回
第10回
第11回
第12回
第13回
第14回
第15回
第16回
第17回
第18回
第19回
第20回
第21回
第22回
第23回
第24回

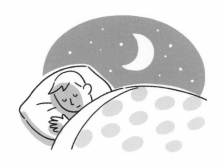

（2）ステージ2：ハネムーン期

　緊張期をすぎると、体が元気になって"よい気分"になります。しかし、いい気持ちになり、「もう大丈夫だ」「もう自分はアルコールやドラッグなしでやっていける」と自信を持ちすぎると再び使ってしまう危険性が高くなります。この時期のことをハネムーン期といいます。

　退院した方の場合も、新しい環境に慣れてきて、入院生活にはない自由さを満喫できるようになります。多くの患者さんは入院中より生き生きとして見えますし、実際、"いい気分"になります。しかし、やはり、いい気持ちになり、自信を持ちすぎて再使用の危険を招くことになります。この時期に患者さんたちの頭のなかに浮かんでくる考えは、「もう大丈夫かな」「たまには一杯くらいいいかな」というものです。注意しましょう。

　この比較的元気な時期には、この後やってくる「『壁』期」に備えて、自分の回復に役立つものを見つけておきましょう。回復に役立つものとしては、新しい生活のスケジュールを立てたり、病院の治療プログラムに参加したりするだけでなく、A.A.、N.A.、断酒会といった「自助グループ」（薬物やアルコールをやめることを目指す人たち同士があつまったグループ）、MACやDARCなどの**回復施設**に顔を出すことなどが含まれます。

第1回
第2回
第3回
第4回
第5回
第6回
第7回
第8回
第9回
第10回
第11回
第12回
第13回
第14回
第15回
第16回
第17回
第18回
第19回
第20回
第21回
第22回
第23回
第24回

（3）ステージ3：『壁』期

　薬物やアルコールをやめて3カ月くらいたつと、やめられていることを嬉しく感じて心や体がよい気分でいられる時期をすぎ、壁にぶつかるつらい時期がやってきます。この時期の特徴は、「退屈さ」です。薬物・アルコールを使用していた時期の楽しくて

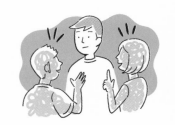

刺激的な生活を思い出すことが多くなります。そうした生活へのなつかしさから、自分でも気づかないうちに、薬物やアルコールに対する強い欲求があらわれてしまうこともあります。ふと薬物を使うことを考えてみたり、「つまらないなぁ」「ヒマだなぁ」「退屈だなぁ」と感じたり、「うつ」になったりします。

　周囲のアドバイスに素直に従いたくない気持ちも出てきます。薬物やアルコールのことをあれこれと忠告する周囲の声が、「うるさく」あるいは「わずらわしく」感じられることも多くなってきます。「抗酒剤」を飲んでいる患者さんの場合には、「もう飲まなくても大丈夫かなあ」などと考えはじめることが多いです。

　「退屈さ」と「寂しさ」の区別がつきにくい時期でもあります。周囲の異性のことが気になったり、「恋人が欲しいなあ」と考えたりするようになる人もいます。そうした気持ちから、歓楽街や居酒屋などのにぎやかな場所に行きたいという気持ちが強くなります。

　この時期は、ふたたび薬物やアルコールを使い始める人が多くなります。この『壁』期を乗り越えていくためのポイントは、ただ薬物やアルコールなしで過ごすのではなく、もっと「活動的に」薬物やアルコールなしの時間を過ごすようにすることです。まず、A.A.やN.A.（断酒会、あるいは、MACやDARCなどの回復施設でもいいです）に参加

第1回
第2回
第3回
第4回
第5回
第6回
第7回
第8回
第9回
第10回
第11回
第12回
第13回
第14回
第15回
第16回
第17回
第18回
第19回
第20回
第21回
第22回
第23回
第24回

してみましょう。すでに参加している人は、参加する回数を増やしてみましょう。それ以外の時間には、運動や散歩などの規則的に体を動かす活動を加えてみるとよいでしょう。

（4）ステージ4：適応期

薬物・アルコールなしの生活に慣れてくると、適応期がやってきます。この頃になると、退屈さが少しずつなくなり、『壁』期に見られた薬物やアルコールへの欲求も減ってきます。

身体も、薬物・アルコールなしで過ごすことに慣れてきます。この段階は、「薬物・アルコールなしでどのように生きるべきか」という問題を考えはじめる時期です。

（5）ステージ5：解決期

解決期に入るころには、薬物・アルコールの問題が遠い昔のことのように感じられてくるでしょう。しかし、油断は禁物です。この新しい「しらふ」の生活の長さは、まだまだ薬物やアルコールを使っていた期間よりも短いのではないでしょうか？　薬物・アルコールなしの生活を維持するためのメンテナンス治療をつづけることが大切です。規則正しく、バランスのとれた生活をこころがけることも重要です。

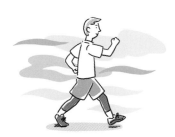

運動すること、朝昼晩としっかり食事をとること、休息をとることなどを、スケジュールに組み込んでください。

それから、この時期には、「そろそろ少しずつでもいいから仕事をはじめたい」という方も出てくるでしょう。たしかにこの時

期は仕事をはじめるにはよい時期だと思います。しかし、その場合は、『壁』期とおなじ心構えで注意をしてください。仕事を始めるようになると、お酒の席の誘いも多くなります。心や身体の疲れから自分でも気づかないうちに、薬物やアルコールに対する欲求が高まってしまうことがあります。

　この時期にも、A.A.やN.A.といった自助グループに参加することで、5〜10年後の将来に薬物・アルコールなしで生活できる可能性が高まります。

　今どこの段階にいるかいつもはっきりしているとは限りません。回復のステージを行ったり来たりしながら徐々に回復していくものなのです。

Q1 あなたは今どのステージにいると思いますか？　その理由も教えてください。

_____

_____

_____

_____

_____

第1回
第2回
第3回
第4回
第5回
第6回
第7回
第8回
第9回
第10回
第11回
第12回
第13回
第14回
第15回
第16回
第17回
第18回
第19回
第20回
第21回
第22回
第23回
第24回

② 『壁』期の特徴を理解しよう

　個人差はありますが、退院して薬物・アルコールなしの生活をはじめてしばらくすると、多くの人が『壁』の時期を経験します。これは、長年、薬物やアルコールで「心のうさ」を晴らしてきたことによって生じる心の症状です。ですから、『壁』の症状は、主に物の考え方や感じ方といった心理面・行動面にでてきます。

　自分が『壁』の時期にいるのかもしれないと認識し、自覚することが大切です。そして、薬物・アルコールを使わない状態を維持するための方法を考える必要があります。

　『壁』の時期には、気分は落ち込み、ささいなことでイライラしやすいですが、これは回復段階で必ず通らなければならない時期なのです。この時期を経験することは、心や身体が少しずつ薬物・アルコールから遠のいていることのあかしでもあります。

　『壁』の時期はさまざまなあらわれ方をします。次のページのリストは、さまざまな『壁』期の特徴を示したものです。あなたは、薬物やアルコールをやめてみた時期に、何か経験したことがありますか？

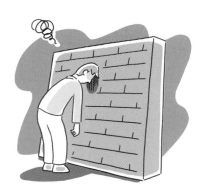

Q2 あなたはこれまでに『壁』期の特徴を経験したことがありますか？　今までに経験したものに〇、今経験しているものに◎をつけてみましょう。

第1回
第2回
第3回
第4回
第5回
第6回
第7回
第8回
第9回
第10回
第11回
第12回
第13回
第14回
第15回
第16回
第17回
第18回
第19回
第20回
第21回
第22回
第23回
第24回

『壁』期の特徴のリスト

(　) うつ　　　　　　　　(　 　) 治療を受けたくなくなる

(　) 不安　　　　　　　　(　 　) 治療を休みがちになる

(　) イライラ　　　　　　(　 　) 理屈をつけて治療を勝手にやめてしまう

(　) エネルギーを失ったように感じる

(　) 物事への興味関心を失う　　　　　　　(　 　) 気分の変動

(　) 「しらふ」になることのメリットを感じられなくなる

(　) デイケアや作業所に行かない

(　) 運動をしなくなる

(　) 希望がないと感じるようになる　　　　(　 　) 薬物の欲求

(　) 社会的な孤独、ひきこもり　　　　　　(　 　) 売人に連絡する

(　) 薬物やアルコールをやめるための努力をしなくなる

(　) アルコールの欲求　　　　　　　　　　(　 　) アルコールを飲む

(　) 他の薬物・アルコール仲間と会うようになる

(　) 薬物・アルコールの引き金に近づく

(　) 人間関係のトラブル

(　) 過去の失敗をくよくよ悩む

(　) 記憶力が悪くなる

(　) 治療のルールに違反する

(　) 頭がボーッとして、考えがあいまいになる

Q3 これから先、『壁』期には、どんな特徴があらわれるような気がしますか？　前のページのリストを参考にして自分なりに予想できる特徴をあげてみてください。また、その対処法についても考えてみましょう。

『壁』期の特徴：

_____

_____

_____

対処法：

_____

_____

_____

_____

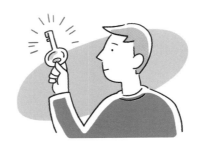

メ モ

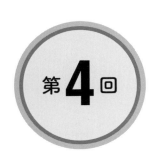

第4回 あなたのまわりにある引き金について

1 外的な引き金

　引き金は、大きく2つの種類に分類できます。1つは、自分をとりまく環境のなかにあるものであり、もう1つは、自分の内部にある心や体の状態に関連するものです。前者を「**外的な引き金**」といい、後者を「**内的な引き金**」といいます。今回とりあげるのは、外的な引き金です。

Q1 下にあげる項目のなかでこれをきっかけ（引き金）にして薬物やアルコールを使うことが多かったものはどれでしょうか？
当てはまるものに〇、最も当てはまるものに◎をつけてみましょう。

（　）一人で家にいるとき　　　（　）給料日の後

（　）飲み仲間やクスリ仲間　　（　）デート

（　）食事のとき　　　　　　　（　）性行為

（　　）特定の友だちの家　　　　　（　　）朝起きたあと

（　　）夜　　　　　　　　　　　　（　　）ミネラルウォーターのボトル

（　　）クラブ遊び

（　　）アダルトサイトや動画を見るとき

（　　）公衆トイレ　　　　　　　　（　　）休みの前

（　　）仕事の前　　　　　　　　　（　　）仕事の後

（　　）音楽を聞くとき　　　　　　（　　）手元にお金があるとき

（　　）ネットサーフィンをするとき

（　　）車の中　　　　　　　　　　（　　）コンビニに行ったとき

（　　）パチンコ・スロットをやるとき

（　　）売人から連絡があったとき（　　）お酒を飲んだとき

（　　）SMARPPや自助グループに参加したとき

（　　）その他＿＿＿＿＿＿＿＿＿＿＿＿＿＿＿＿＿＿＿＿＿

Q2 引き金とは反対に、こんな時は薬物やアルコールを使えないという場所や状況はありますか？

＿＿＿＿＿＿＿＿＿＿＿＿＿＿＿＿＿＿＿＿＿＿＿＿＿＿＿＿

＿＿＿＿＿＿＿＿＿＿＿＿＿＿＿＿＿＿＿＿＿＿＿＿＿＿＿＿

＿＿＿＿＿＿＿＿＿＿＿＿＿＿＿＿＿＿＿＿＿＿＿＿＿＿＿＿

第1回
第2回
第3回
第4回
第5回
第6回
第7回
第8回
第9回
第10回
第11回
第12回
第13回
第14回
第15回
第16回
第17回
第18回
第19回
第20回
第21回
第22回
第23回
第24回

あなたのまわりにある引き金について

2 「錨」について

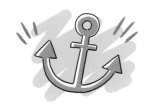

あなたには、「この人だけはぜったいに悲しませたくない」「この人の前では薬物やアルコールを使えない」というような人はいませんか？　あるいは、「これをしているときにはぜったいに薬物やアルコールのことは考えない」とか「さすがにこの場所では薬物やアルコールを使えない」というような状況や場所はないでしょうか？

こうした薬物やアルコールの使用を思いとどまらせてくれるものを「錨」と呼びます。「錨」は船が潮に流されないように海中におろす錘のことを指しますが、薬物やアルコールの場合には、欲求の波に流されてしまわないよう、あなたを安全な状況にとどめる働きをしてくれるものが「錨」だといえるでしょう。

たとえば、家族や援助者の前では薬物やアルコールを絶対に使えないという人は、欲求につながる危険な場所にどうしてもいかなければならないときに、家族や援助者に一緒に来てもらうというのもよいでしょう。あるいは、自助グループや回復施設につながっている人ならば、そうしたグループの仲間について来てもらうのもよいでしょう。実家ではとても薬物を使う気になれないという人は、精神的にピンチで薬物を再使用してしまう可能性が高いときだけ、一時的に実家に身を寄せるのも1つの手です。給料が入るとついアルコールを飲んだり、薬物を買ったりしてしまいそうならば、給料日の夜には、あらかじめ、家族、あるいは薬物やアルコールと縁のない友人と一緒に食事をする約束をしておくという方法もあります。

薬物やアルコールをやめるうえで、錨を見つける作業は、引き金を

見つけることと同じくらい大切なものです。

　次のページに、薬物やアルコールの引き金について、人・場所・物・状況といった分類ごとに書きこむ表があります。自分にとっての引き金と錨を整理して書いてみましょう。

　書くときには、これまでのみなさんの体験を振り返り、できるだけ具体的に書いてみてください。引き金や錨を探すときのポイントは「これまでの実際の体験にもとづいているかどうか」です。たとえば、「親がいるときには使いにくい」と感じていても、実際には親がいるときであっても使っていたのであれば、表の「決して使わない錨」となる人の欄に「親」と書くことはできません。もちろん、親がいると使いにくいと感じて実際に使ったのも数回程度という場合は、「ほとんど使わない」のところには書けるかもしれません。
　できあがった表は、スタッフと今後の生活上の注意点や対策について話し合うときの資料にしてみてください。

Q3 いままで考えてきたことにもとづいて、「引き金と錨の一覧表」を作ってみましょう。

第1回
第2回
第3回
第4回
第5回
第6回
第7回
第8回
第9回
第10回
第11回
第12回
第13回
第14回
第15回
第16回
第17回
第18回
第19回
第20回
第21回
第22回
第23回
第24回

引き金と錨 一覧表

日付　　年　　月　　日 作成

	100% ⟵―――――――――――――⟶ 0%			
	いつも 使っていた 「引き金」	たいてい 使っていた	ほとんど 使わなかった	決して 使わなかった 「錨」
人				
場所				
状況 （物、音楽、 服装など）				
アドバイス	とても危険です。こうした状況に遭遇するだけで使用につながります。必ず対策を立ててください。	長い時間、こうした状況にいることは、大変リスクが高いです。すぐに対策を立てましょう。	リスクは低いですが、注意が必要です。	こうした状況を中心に、生活のスケジュールを立てると、再使用しない生活が維持できます。

メ モ

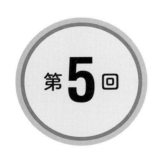

あなたのなかにある引き金について

1 内的な引き金

　今回は、あなた自身のなかにある引き金、すなわち、内的な引き金についてとりあげたいと思います。

　たとえば、イライラすると薬物を使いたくなる、嫌なことがあったときにアルコールでうさばらしをするといったように、感情や体調が引き金となって、薬物やアルコールを使いたくなることがあります。次にあげた「内的引き金のリスト」を見てみてください。これまで、どんな気持ちや体調のときに薬物やアルコールを使うことが多かったでしょうか。チェックのついた項目は、あなたにとって薬物やアルコール使用の「引き金」となりやすい感情や体調です。

内的引き金のリスト

（　）不安	（　）怒り	（　）自信をなくす
（　）退屈感	（　）あせり	（　）無力感
（　）うつ	（　）悲しい	（　）緊張

（　　）ねたましい　　（　　）高揚した気分　　（　　）疲れ

（　　）罪悪感　　　　（　　）孤独・寂しい　　（　）欲求不満

（　　）幸福　　　　　（　　）気合・やる気　　（　）イライラ

（　　）リラックス　　（　　）恥ずかしい

（　　）敗北感・打ち負かされた気分　　　　（　　）疎外感

（　　）痛み　　　　　（　　）怠さや無気力感

（　　）自己嫌悪や自分を責めるとき

（　　）人から見捨てられた感じ

（　　）気が大きくなった感じ

（　　）プレッシャーをかけられた感じ

（　　）落ち着かない気分

（　　）その他：_____

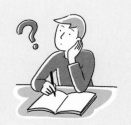

Q1 あなたは、これまでどのような感情や体調のときに薬物やアルコールを使うことが多かったですか？　チェックリストの当てはまるものに○、最も当てはまるものに◎をつけましょう。

第1回
第2回
第3回
第4回
第5回
第6回
第7回
第8回
第9回
第10回
第11回
第12回
第13回
第14回
第15回
第16回
第17回
第18回
第19回
第20回
第21回
第22回
第23回
第24回

Q2 最初のページの〈内的引き金のリスト〉の中で、今のあなたにとって注意したほうがよい感情や体調はありますか？
いくつか挙げてください。

① ＿＿＿＿＿＿＿＿＿＿＿＿＿＿＿＿＿＿＿＿＿＿＿

② ＿＿＿＿＿＿＿＿＿＿＿＿＿＿＿＿＿＿＿＿＿＿＿

③ ＿＿＿＿＿＿＿＿＿＿＿＿＿＿＿＿＿＿＿＿＿＿＿

＿＿＿＿＿＿＿＿＿＿＿＿＿＿＿＿＿＿＿＿＿＿＿

2 危険な状況「H.A.L.T.」──腹をすかすな、腹を立てるな、孤立するな、疲れるな

H.A.L.T. とは、空腹（あるいは、幸せな気分）のとき、怒っているとき、孤独で寂しいとき、そして疲れたときが、とくに薬物やアルコールに再び手を出してしまいやすい、ということを示す略語です。

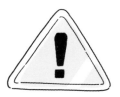

（1） HUNGRY──空腹／HAPPY──幸せ

　お腹がすいているときには、薬物やアルコールを使いたくなりやすいといわれています。実際、空腹時はイライラしやすいですよね。
　逆に、仕事やプライベートがとても順調で、「万事がうまくいっている」というときにも、つい調子に乗って薬物やアルコールに手を出しやすいといわれています。

（2） ANGRY──怒り

　イライラしているときに薬物やアルコールを再使用してしまう人はとても多いです。多くの人にとって、怒りをうまくしずめるのは、簡単なことではありません。
　しかし、怒りをあらわにしたり、暴力をふるったり、薬物やアルコールを使って怒りをまぎらわせようとするのは、健全な方法ではありません。だからといって、ただ怒りをおさえこんでしまうことも、同じように健全なやり方とはいえません。

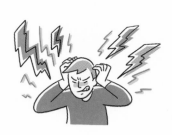

　どんなときに怒りが生じやすいのか、どうやって怒りをコントロールしたらいいのか、スタッフと話し合いながら取り組んでいくことが大切です。

第1回
第2回
第3回
第4回
第5回
第6回
第7回
第8回
第9回
第10回
第11回
第12回
第13回
第14回
第15回
第16回
第17回
第18回
第19回
第20回
第21回
第22回
第23回
第24回

（3） LONELY──孤独

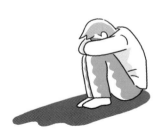

　回復への道のりは孤独なものです。
薬物やアルコール使用の影響で、人間関
係が壊れてしまっている人も少なくないで
しょう。精神障害が出てしまったことで、
友人とのつき合いができなくなってしまった人もいることでしょう。
薬物やアルコールのために、大切な人が自分のもとから去ってしまっ
たという人は少なくないのではないでしょうか。そして、あなたが自
分の回復への道を歩みはじめることを決意したならば、薬物やアルコー
ルを使う仲間とのつき合いもあきらめなくてはいけません。
　こうした孤独感はとてもつらいものです。寂しさから、再び薬物や
アルコールに手を出してしまいやすくなります。

（4） TIRED──疲労

　薬物やアルコールをやめると、睡眠の障害が生じることがあります。
また、退院してまもない時期、新しいデイケアやリハビリ施設に通
いはじめてまもない時期、仕事をはじめてまもない時期は特に注意が
必要です。新しい環境の緊張感のせいで、う
まく睡眠をとることができず、疲れがたまり
がちです。

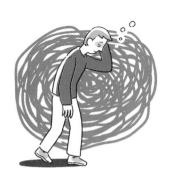

　疲れは、しばしば再使用の引き金となりま
す。へとへとになっていたり、エネルギーが
不足していると、薬物やアルコールの力を借
りたくなることも多いでしょうし、健全な方
法で対処することがむずかしくなります。

Q3 このような、薬物やアルコールの誘惑にのってしまいやすい状況を避けたり乗り切ったりするためには、どんな対策が考えられますか?

空腹／幸せ:＿＿＿＿＿＿＿＿＿＿＿＿＿＿＿＿

＿＿＿＿＿＿＿＿＿＿＿＿＿＿＿＿＿＿＿＿＿＿

＿＿＿＿＿＿＿＿＿＿＿＿＿＿＿＿＿＿＿＿＿＿

怒り:＿＿＿＿＿＿＿＿＿＿＿＿＿＿＿＿＿＿＿

＿＿＿＿＿＿＿＿＿＿＿＿＿＿＿＿＿＿＿＿＿＿

孤独:＿＿＿＿＿＿＿＿＿＿＿＿＿＿＿＿＿＿＿

＿＿＿＿＿＿＿＿＿＿＿＿＿＿＿＿＿＿＿＿＿＿

疲労:＿＿＿＿＿＿＿＿＿＿＿＿＿＿＿＿＿＿＿

＿＿＿＿＿＿＿＿＿＿＿＿＿＿＿＿＿＿＿＿＿＿

第1回
第2回
第3回
第4回
第5回
第6回
第7回
第8回
第9回
第10回
第11回
第12回
第13回
第14回
第15回
第16回
第17回
第18回
第19回
第20回
第21回
第22回
第23回
第24回

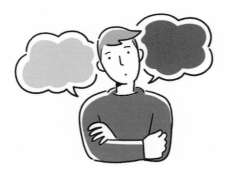

第6回 薬物・アルコールを使わない生活を送るための注意事項

1 孤立・ひきこもりに注意しましょう！

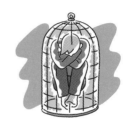

　人は誰でも、薬物やアルコールを使う生活をつづけていると、少しずつ、部屋にこもりがちになります。アルコールを飲んでいると、次第に何ごともおっくうになり、外出するのが面倒くさくなります。薬物を使っているときにも、自分の趣味や掃除や性的活動に没頭して部屋にこもりきりになったり、自分の空想の世界に入り込んで、外出しなくなる人がいます。なかには「薬物・アルコールを使っていることがバレるのではないか」と勘ぐって、外出を避ける人もいます。最初は仲間と一緒に飲んだり使ったりすることが多かった人も、だんだん人と接することがおっくうになり、一人で使う時間が増えていきます。

　家にひきこもっているときは、「誰も信じられない」「誰もわかってくれない」と心を閉ざし、気持ちの面でもひきこもってしまいがちです。「もうどうなってもいい」「いっそ死んでもかまわない」と自暴自棄になることもあるかもしれません。そういうときに、つらい気分をやわらげようとして薬物やアルコールを使用しても、余計に体がだる

くなり、ますますひきこもりの傾向が強まるという悪循環にはまってしまうことも多いものです。

　ようするに、薬物・アルコール使用がひどくなってくると、人は自分の殻に閉じこもり、行動面でも、気持ちの面でも、ひきこもっている時間が多くなるのです。

Q1 あなたは、薬物・アルコールを使っている時期に、行動や気持ちの面でひきこもっていたことはありますか？

　あるとすれば、そのときはどのような状態でしたか？

〈　ひきこもっていた　・　ひきこもらなかった　〉

そのときの状態：＿＿＿＿＿＿＿＿＿＿＿＿＿＿＿＿＿＿＿＿

＿＿＿＿＿＿＿＿＿＿＿＿＿＿＿＿＿＿＿＿＿＿＿＿＿＿＿

　薬物・アルコール中心の生活から回復するためには、一人で何もせずにいる時間を減らすとともに、人との交流を持つようにしていく必要があります。「家にこもっていたい」「誰にも会いたくない」からといって、そのようにしてしまうと、また以前と同じような生活に舞い戻ってしまいやすくなります。

　しかし、だからといって、たんに外に出かけたり人と会ったりすればよいわけではありません。いきあたりばったりに外出すれば、昔の薬物・アルコール仲間と再び出会ってしまったり、さまざまな「引き金」と遭遇する機会を増やすだけとなってしまいます。

　そこで、毎日の生活スケジュールをきちんと計画することが重要に

第1回
第2回
第3回
第4回
第5回
第6回
第7回
第8回
第9回
第10回
第11回
第12回
第13回
第14回
第15回
第16回
第17回
第18回
第19回
第20回
第21回
第22回
第23回
第24回

なります。病院に通い、自助グループに参加し、仕事や作業所に行き、安全な場所に買い物に出かけるといったスケジュールを立て、それを守っていくことが大切です。

　もしも、あなたがまわりから離れて「どこにも出かけたくない、何もしたくない」「誰にも会いたくない」という気持ちになってきたときは、そのままにしないでください。とりあえず行く予定の場所に足をはこんでみたり、主治医やスタッフ、自助グループのメンバーなど、周囲の安全な人に自分の状態を話してみてください。

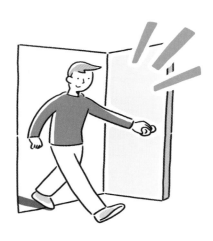

Q2 あなたは、今「どこにも出かけたくない、何もしたくない」「誰にも会いたくない」という気持ちがありますか？　ある場合は、それはどんな理由からですか？

そうした気持ちが〈　ある　・　ない　〉

理由：
_____

_____

Q3 今後、なるべく「ひきこもり」にならないようにするためには、生活の中でどんな工夫ができそうですか？
「引き金」と出会う心配が少ない、安全な方法を考えてみましょう。

_____

_____

第1回
第2回
第3回
第4回
第5回
第6回
第7回
第8回
第9回
第10回
第11回
第12回
第13回
第14回
第15回
第16回
第17回
第18回
第19回
第20回
第21回
第22回
第23回
第24回

ラットパーク実験

　1970年代にアレクサンダー博士らは、薬物依存症の環境による影響を調べるために「ラットパーク（ネズミの楽園）」と呼ばれる有名な実験を行いました。

　この実験では、一匹ずつ狭い金網の中に入れられたネズミと、ウッドチップが敷き詰められ、遊び道具や餌も豊富で、他のネズミと好きなように交流できるラットパークのネズミとに分けられました。アレクサンダー博士らは、この両方のネズミに対し、普通の水と薬物を混ぜた水を用意して与え、数カ月様子を観察しました。その結果、ケージに閉じ込められたネズミの多くが孤独な檻の中で一日中薬物入りの水を飲んでいるのに対し、ラットパークにいるネズミたちは好きなように遊んだり、他のネズミとじゃれあったりしてなかなか薬物入りの水を飲もうとしませんでした。途中、ケージに閉じ込められたネズミの薬物入りの水を苦くて飲みにくくしましたが、それでも普通の水ではなく薬物入りの水を飲みつづけました。すっかり、薬物依存症の状態に陥ってしまったのです。しかし、その薬物依

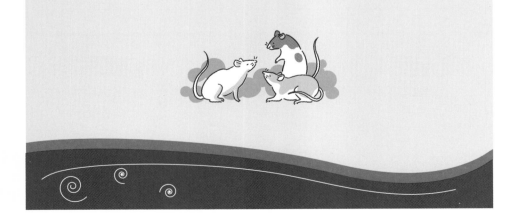

存症のネズミたちをラットパークに移してみたところ、時間はかかりましたが薬物入りの水を避けて普通の水を飲むようになりました。他のネズミと交流するためには薬物で酩酊状態になるのを避け、しらふにならなければならないからです。

　このことから言えるのは、ネズミを薬物依存症にするのは、依存性薬物の存在だけでなく、孤独で自由の利かない窮屈な環境、つまり「孤立」であるということです。これはそのまま人間にも当てはまります。薬物に依存してしまう人は何らかの生きづらさを抱えていることが多いですし、薬物を使ってしまったことで社会的に「孤立」してしまうことも少なくありません。そのため、薬物依存から回復していくためには「孤立」を避け、安全な仲間のコミュニティの中で健康なつながりを持ちつづけることが大切になります。

出典
「本当の依存症の話をしよう：ラットパークと薬物戦争」マクミラン・スチュアート（漫画）松本俊彦・小原圭司（監訳・解説文）井口萌娜（訳）、星和書店、2019.

第1回
第2回
第3回
第4回
第5回
第6回
第7回
第8回
第9回
第10回
第11回
第12回
第13回
第14回
第15回
第16回
第17回
第18回
第19回
第20回
第21回
第22回
第23回
第24回

第7回　依存症ってどんな病気?

1 依存症の8つの特徴

　依存症とは、一般に「○○をやめたいと思っているにもかかわらず、つい使ってしまい、自分の心や体の健康を損なったり、職業的・社会的な活動に障害を引き起こしてしまう病気」と説明されています。「○○」の部分には、アルコールや薬物が（人によってはギャンブルとか買い物も）あてはまります。しかし、これだけではよくわからないですよね?

　今回は、依存症の8つの特徴を理解しておきましょう。自分の場合はどうか、当てはまるものがあるか考えながら、読み進めてください。

（1）使用すれば誰でもなりうる病気です

　依存症についてよくある誤解は、「意志が弱い」、あるいは「性格に問題がある」ことが原因であるというものです。また、「トラウマのせいで」とか、「仕事のストレスから」とかいったことを原因と誤解している人もいます。

　しかし、そうではありません。**アルコール・薬物依存症の原因は、アルコール・薬物を使ったことにあるのであって、意志や性格の問題**

ではありません。また、トラウマやストレスがあっても、アルコール
や薬物を使わなければ依存症にはなりません。依存症は、アルコー
ル・薬物を使用すれば誰でもなりうる病気なのです。

（2）慢性の病気です

　慢性の病気というと、多くの人が思い浮かべる病気は、高血圧や糖
尿病だと思います。高血圧とか糖尿病と診断されると、塩辛い食べ
物をいくら食べても血圧が上がらないとか、好きなだけケーキを食べ
ても血糖値が上がらないとかいう体質には戻れません。「慢性」という
言葉が意味しているのは、「治らない」ということなのです。

　同じように、**アルコール・薬物の好ましい効果を経験した人は、脳
にアルコール・薬物をほしがる部分が生じてしまい、一生これを消す
ことはできません。**その意味では、依存症は、治ることのない、慢性
の病気なのです。

　しかし、治らないからといってがっかりすることはありません。た
しかに高血圧や糖尿病は治らない病気ですが、毎日、食事に気をつ
け、必要に応じて服薬をすれば、これらの病気とうまくつき合い、社
会的に活躍している人はいくらでもいます。同じように、**依存症は治
りませんが、アルコール・薬物を使わない生活をつづけることによっ
て、健康を回復し、失われた信頼を取り戻すことは十分に可能です。**

（3）進行性の病気です

　誰でも薬物やアルコールを使いはじめた頃は、自分なりにコントロー
ルして使っているものです。週末しか使わず、仕事や家事にも支障
を来さず、誰にも迷惑をかけず、誰からも疑われることなく、使うこ

第1回
第2回
第3回
第4回
第5回
第6回
第7回
第8回
第9回
第10回
第11回
第12回
第13回
第14回
第15回
第16回
第17回
第18回
第19回
第20回
第21回
第22回
第23回
第24回

第1回
第2回
第3回
第4回
第5回
第6回
第7回
第8回
第9回
第10回
第11回
第12回
第13回
第14回
第15回
第16回
第17回
第18回
第19回
第20回
第21回
第22回
第23回
第24回

とができていた時期もあるでしょう。しかし、使いつづけているうちに依存が進行してきて、さまざまな問題が生じるわけです。

　このように、アルコール・薬物をほんの少しでも使っているかぎり、依存症は進行しつづけますし、再使用するたびに依存は深刻化し、失うものが大きくなります。たとえ10年間、アルコール・薬物をやめていても、10年後に再びアルコール・薬物を使えば、10年前の使い方の段階から進行が再スタートするのです。依存症の進行を止めるためには、アルコール・薬物をやめるしかありません。

Q1 あなたが薬物やアルコールを使い始めたころと比べて、いつごろから使い方が変わってきたり、問題が大きくなってきたのでしょうか？

_____

_____

（4）死亡率の高い病気です

　薬物やアルコールの依存症は死亡率が高い病気です。身体をこわして死亡する人も多いですが、自殺か事故かわからない死に方をする人もとても多いです。

　特に自殺の多さが際だっています。うつ病よりも多いと考えてもいいでしょう。その原因としては、①依存が進行するにつれて、仕事や家族をはじめとして多くのものを失い、社会的に孤立してしまうこと、

②幻聴や妄想が出て追いつめられた気持ちになること、③薬物やアルコールの離脱期に重いうつ状態に陥ったりすることがあげられます。

（5）性格が変化します

　性格が原因で依存症になるわけではないことは、すでに述べたとおりです。しかし、薬物やアルコールにはまってしまった結果、かつてとは別人のような性格になってしまうことがあります。お金を薬物やアルコールにつぎ込み、家族にさまざまな嘘をつき、周囲からの信頼を裏切ります。ささいなことで激しく怒り、暴力をふるい、何かにつけていいがかりをつけます。

　多くの人は、幼い頃からこうした性格であったわけではありません。子どものころには、素直で優しかった人が少なくありません。つまり、嘘つき、乱暴、自分勝手、冷酷さ、などは薬物やアルコールによってもたらされたものです。薬物やアルコールをやめつづけることによって、かつての自分をとりもどすことができます。

（6）依存対象が容易に他のものへと移行します

　ひとたび何かの依存症になると、脳が何事にものめり込みやすい体質を記憶してしまいます。薬物をやめた後にアルコールに依存し、アルコールをやめると今度はギャンブルにはまったり、仕事にのめり込んだりする例は、非常に多く見られます。また、アルコールや薬物をやめた後に、ダイエットや食べることにはまり、拒食や過食・嘔

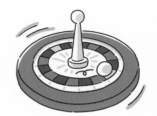

第1回
第2回
第3回
第4回
第5回
第6回
第7回
第8回
第9回
第10回
第11回
第12回
第13回
第14回
第15回
第16回
第17回
第18回
第19回
第20回
第21回
第22回
第23回
第24回

吐といった摂食障害の症状が出る人もいます。

　アルコール・薬物をやめた後にみられる、こうしたさまざまな依存症的行動は、最終的にはアルコール・薬物再使用の可能性を高めるので、注意が必要です。

（7）周囲に影響を与える病気です

　依存症に限らず誰かが病気になると、家族や周囲の人はその影響を受けます。そのなかでも依存症は周囲の人を巻き込み、さまざまな影響を与えます。恋人や配偶者がうつ病になってしまうこともありますし、幼い子どもの心には大きな傷が残ります。

　ただし、依存症である本人は病気の影響を受けている間は、周囲の変化に気づくことが難しく、気づいていたとしても自分では対処できない場合が少なくありません。むしろ、後から身近な人が精神的に苦しんでいたことや、子どもの心に大きな傷を与えていたことを理解する場合が多いのです。

　親がアルコールや薬物の依存症の場合、子どもが何らかの依存症になる率は4～5倍に高まります。そうした子どもは、「自分は親のようにはならない」と決意しながらも、何かのきっかけでアルコールや薬物に手を出すと、依存症におちいりやすいと言われています。また、依存症の親を持つ子どもは、摂食障害や自傷行為、ひきこもり、自殺行動といった心の問題を持つことが多いと言われています。

　子どもの目の前で薬物を使うこと、また、薬物やアルコールのせいで親の感情が不安定になることは、それだけで子どもに虐待と同じ影響を与えると考えてよいでしょう。

　このようなことを知ると不安な気持ちが強まるかもしれませんが、大切なことは、薬物・アルコールを使わない時間を積み重ねつづける

ことです。その結果、周囲の人に与えた影響を振り返り、自分自身も回復し、新しい関係性を築く力を取り戻すことができるのです。

（8）心の痛みや孤立と関係した病気です

　一般に、依存症になるのは、薬物・アルコールを使用することで快感を得て、それがやみつきになって繰り返すためだと説明される傾向があります。しかし、実際には快感だけを報酬として薬物・アルコール使用を繰り返す人ばかりではありません。心に苦痛を抱え、ひとりで苦しんでいる人にとっては、薬物・アルコールを使用することでその苦痛や孤独感が軽減されることもまた、十分な報酬となり得るのです。

　薬物・アルコールを使用する前から何らかの生きづらさや精神障害の症状に苦しんでいた人が、何かをきっかけに薬物・アルコールを使用したとします。その結果、それまでずっと抱えていた痛みや悩みや苦しみが一時的に忘れられるとしたらどうなるでしょう。その人にとって薬物・アルコールは生き延びるために必要なものになり、手放すことが難しくなってしまうでしょう。このように、快感を得るためだけではなく、痛みや苦しみに対処するために依存症になる場合もあるのです。

　そのような場合は、依存症の治療に加えて心の痛みに対する心理的なケアや社会的なネットワークを作っていくことが大切になります。

第1回
第2回
第3回
第4回
第5回
第6回
第7回
第8回
第9回
第10回
第11回
第12回
第13回
第14回
第15回
第16回
第17回
第18回
第19回
第20回
第21回
第22回
第23回
第24回

Q2 あなたが、自分のアルコール・薬物の問題に対して、これからできそうなことは何ですか？

_____

_____

_____

_____

_____

メ モ

第1回
第2回
第3回
第4回
第5回
第6回
第7回
第8回
第9回
第10回
第11回
第12回
第13回
第14回
第15回
第16回
第17回
第18回
第19回
第20回
第21回
第22回
第23回
第24回

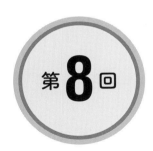

第**8**回

これからの生活のスケジュールを立ててみよう

① なぜスケジュールが大切なの？

　「スケジュールを立てる」ことは、薬物やアルコールを使わないで一日を過ごすためにとても役立ちます。薬物やアルコールをやめてまもないとき、「何もすることがない時間」はとても危険です。ヒマな時間ができると、つい薬物やアルコールでも使おうかと考えてしまい、また使ってしまう危険性が高まります。また、スケジュールを立てることにより、引き金に出会う可能性の高い予定は前もって避けたり、対策を立てたりすることができます。一日を安全に過ごすことができるようにスケジュールを作り、その通りに行動することは、しらふで過ごす日を延ばしていくためのよい方法の一つです。

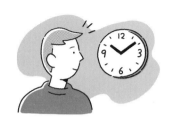

　スケジュールを作るときは、「これだったらなんとか実行できそうだ」と思う現実的なスケジュールにしましょう。仕事や約束事と同じように、趣味や休息の時間も計画にふくめてください。スケジュールを作る目的は、「危険な時間」や「何もすることがないヒマな時間」をなくすことです。週末

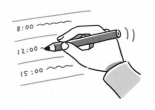

の夜にクラブ遊びをして使うことが多かった人は、その時間に薬物とは縁のない友達との約束をいれておくなど、より安全な過ごし方ができるようにスケジュールを立てましょう。

　回復の第一歩は、薬物やアルコールの使用につながるような行動を避けることからはじまります。

　わざわざスケジュールを作ってそれを実行するのはあまり意味がないように思えるかもしれません。でもこれは、薬物やアルコールをやめつづけるための取り組みとして、とても大事なことのひとつです。毎日同じ時間に次の日のスケジュールを立て、それをなるべく実行する習慣を身につけましょう。

　スケジュールを変更する場合は、それが再使用につながるような危ない行動ではないかよく考えてください。あなたのスケジュールは、あなた自身を薬物やアルコールから守ってくれるものであることを深く心にとめてください。

　スケジュールは頭で考えるだけでなく、必ず表に書くようにしましょう。頭の中で作ったスケジュールはすぐに頭の中で書きかえられてしまいます。紙やオンラインカレンダーなどに記しておけば、前もって考えておいたスケジュール表にしたがって、「やるべきこと」をすることができます。

これからの生活のスケジュールを立ててみよう

Q1 あなたが薬物やアルコールを使用していたときの生活を思い出してください。当時の一日の過ごし方はどのようなものでしたか？（起きる時間や寝る時間、仕事や学校、食事、人づきあいなど）

記入例		薬物やアルコールを使用していた時の過ごし方	
7：00		7：00	
8：00		8：00	
9：00		9：00	
10：00		10：00	
11：00		11：00	
12：00	起床	12：00	
13：00	スマホ・食事	13：00	
14：00	昼寝	14：00	
15：00		15：00	
16：00	間食（ポテトチップス）	16：00	
17：00	コンビニに買い物	17：00	
18：00	ネット動画をみる	18：00	
19：00		19：00	
20：00		20：00	
21：00	夕食（デリバリー）	21：00	
22：00		22：00	
23：00	ネット動画を見る	23：00	
24：00		24：00	
1：00		1：00	
2：00	就寝	2：00	
3：00		3：00	

第1回
第2回
第3回
第4回
第5回
第6回
第7回
第8回
第9回
第10回
第11回
第12回
第13回
第14回
第15回
第16回
第17回
第18回
第19回
第20回
第21回
第22回
第23回
第24回

これからの生活のスケジュールを立ててみよう

薬物やアルコールを使用していたころとは違う、安全で健康な生活を送ることが大切です。そのためには、一日が安全で健康的なものとなるようにスケジュールを立て、その通りに生活することが役立ちます。

「スケジュールを立てる」という行動は、あなたの回復のバロメーターです。あなたが自分自身でスケジュールを作り、それを守っている間は、きっと薬物やアルコールを使わないでいられることでしょう。

スケジュールのなかに空いている時間を作ったり、2、3日スケジュールを作らなかったり、危険だとわかっている予定に何も対処しなかったりした場合などは「黄色信号」で「トラブルがせまっている」といえるかもしれません。そんなときには、主治医や相談にのってくれる援助者、役所のケースワーカー、一緒にやめている仲間などにすぐに助けを求めてください。

そして、あなたが自分で書いたスケジュールを自分でこなす、つまり、「自分の人生をコントロールする力を身につけた」といえるようになるまでは、そのスケジュールを必ずだれかに見てもらいましょう。これから先の1年間、薬物やアルコールをやめている間は、とにかく、こうした取り組みをつづけてみることが大切です。

② 実際にスケジュールを立てる

　いくつかの生活パターンを想像して、スケジュールを立ててみましょう。

　ひとつは、仕事や学校、病院やリハビリ施設・デイケア・自助グループなどに行く平日の理想的な過ごし方。

　もうひとつは、何も予定がない日や休日などの理想的な過ごし方。

　あなたの具体的な一日のスケジュールを、次のページに作ってみましょう。

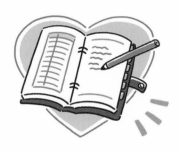

第1回
第2回
第3回
第4回
第5回
第6回
第7回
第8回
第9回
第10回
第11回
第12回
第13回
第14回
第15回
第16回
第17回
第18回
第19回
第20回
第21回
第22回
第23回
第24回

安全に過ごすためのスケジュール

	平　　日		休　　日
4:00		4:00	
5:00		5:00	
6:00		6:00	
7:00		7:00	
8:00		8:00	
9:00		9:00	
10:00		10:00	
11:00		11:00	
12:00		12:00	
13:00		13:00	
14:00		14:00	
15:00		15:00	
16:00		16:00	
17:00		17:00	
18:00		18:00	
19:00		19:00	
20:00		20:00	
21:00		21:00	
22:00		22:00	
23:00		23:00	
24:00		24:00	
1:00		1:00	
2:00		2:00	
3:00		3:00	

③ カレンダーと達成マーク

　自分の回復状況を知っておくことは、あなた自身にとっても、担当スタッフにとっても大切です。カレンダーに、薬物やアルコールの使用状況を記録しておくことはいろいろな点で役に立ちます。

---

①あなたが回復段階のどの時点にいるのかがわかります。

②「しらふ／クリーン」でいられた日数を目に見える形で確認することは、自信につながります。

③回復が、一日一日つみかさなっていることを確認でき、薬物・アルコールから離れている生活を長く感じないですみます。

　スタンプやシールなどを使って、薬物やアルコールなしで過ごせた日を記録していきましょう。

　あなたが定期的に「しらふ」でいられた日を記録していくことで、あなた自身や担当スタッフ・地域の援助者が回復の進み具合をより簡単に確認することができます。

　スケジュール帳を持っていない人は、今日にでもさっそく用意しましょう！

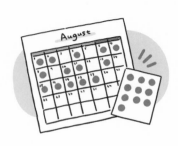

第1回
第2回
第3回
第4回
第5回
第6回
第7回
第8回
第9回
第10回
第11回
第12回
第13回
第14回
第15回
第16回
第17回
第18回
第19回
第20回
第21回
第22回
第23回
第24回

第 **9** 回 覚醒剤の身体・脳への影響

今回は覚醒剤による心身の害についてとりあげます。

みなさんのなかには、覚醒剤を使ったことのある人もいれば、使ったことのない人もいることでしょう。しかし、せっかくですからここでいろいろなことを知ってほしいと思いますし、大麻やシンナーなどの薬物、あるいはアルコールにも、覚醒剤と似たような心身の害があります。

ですから、覚醒剤を使ったことのない人も、今回は勉強だと思っておつき合いください。

1 薬物使用に関連する感染症を知ろう

薬物使用、特に覚醒剤使用と密接なウイルス感染症がいくつかあります。ここでは、HIV感染症とC型肝炎を取り上げます。感染症の予防や治療について考えていきましょう。

薬物使用者の感染症について調べた研究によれば、覚醒剤使用者のC型肝炎の抗体陽性率は、18〜38％と報告されています[2]。一般人口における抗体陽性率は、男性0.19％、女性0.13％ですから[3]、覚醒剤使用者の抗体陽性率がとても高いことがわかります（図❶）。

ちなみに、ここでいう抗体陽性率とは、C型肝炎に「現在感染して

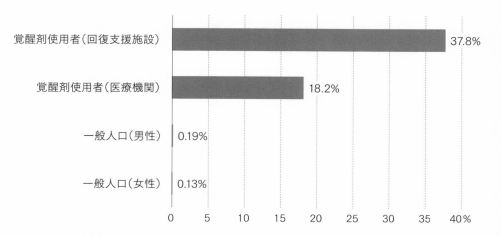

第1回
第2回
第3回
第4回
第5回
第6回
第7回
第8回
第9回
第10回
第11回
第12回
第13回
第14回
第15回
第16回
第17回
第18回
第19回
第20回
第21回
第22回
第23回
第24回

図❶　覚醒剤使用者および一般人口におけるＣ型肝炎の抗体陽性率

いる」あるいは「過去に感染していた」ことを示しますので、必ずし
も直ちに治療が必要になるわけではありません。抗体陽性が判明した
ら、血中のウイルス量を調べる二次検査を行い、治療の必要性を見極
めます。

（1）覚醒剤使用と感染症とのつながり

　覚醒剤使用と感染症とのつながりについて考えていきましょう。Ｃ
型肝炎やHIV感染は血液中のウイルスを介して感染します。つまり、
注射器や注射針を他の人と共有することで、感染症のリスクを高め
ることになります。覚醒剤取締法違反で新規受刑した覚醒剤使用者の
69.5％（男性66.4％、女性75.7％）に注射器の共有経験があると報
告されています[4]。
　もう一つのつながりが、覚醒剤の影響による危険な性行動です。覚
醒剤は脳内のドパミンという快楽物質を高めます。ドパミン濃度の上
昇は、性欲や性衝動の高まりを引き起こします。判断力は低下しま

覚醒剤の身体・脳への影響

す。覚醒剤の影響を受けると、コンドームを使わない無防備な性行為につながるリスクが高くなります。結果として、HIVなどの感染症のリスクが高くなります。その他の薬物使用に関連する危険な性行動としては、不特定多数との性行為、薬物や金銭を手に入れるための売春などが報告されています。

薬物使用と感染症とのつながり

① 注射器の共有を介した感染
② 薬物使用の影響下における危険な性行動

（2） HIV・エイズと薬物使用

　HIV（ヒト免疫不全ウイルス）に感染することで発症する病気をエイズといいます。HIVに感染すると、次第に体をさまざまな病原体（細菌、カビ、ウイルス）から守る力（免疫）が低下し、普段は感染しない病原体にも感染しやすくなり、エイズを発症します。感染経路は主に性的感染、血液感染、母子感染の3つです。

　日本では、男性同士のリスクの高い性的接触（性行為）が感染経路の一つとなっていますが、その背後には薬物使用が影響している可能性があります。たとえば、HIV感染者の多くを占めるゲイ・バイセクシュアル男性を対象としたインターネット調査は、薬物使用とコンドームを使わない無防備な性行為との関係を指摘しています。図❷に示した通り、過去6カ月以内にコンドーム使わない性行為の経験率は、非薬物使用者32％に対して、薬物使用者では48〜57％と高くなっています[5]。覚醒剤などの薬物使用がコンドーム使用の判断を鈍らせ、不使用につながった可能性が考えられます。

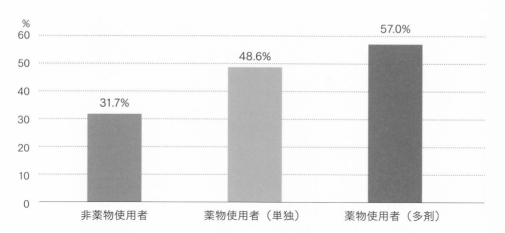

図❷　薬物使用とコンドームを使わない無防備な性行為との関係
（対象はゲイ・バイセクシュアル男性）

第1回
第2回
第3回
第4回
第5回
第6回
第7回
第8回
第9回
第10回
第11回
第12回
第13回
第14回
第15回
第16回
第17回
第18回
第19回
第20回
第21回
第22回
第23回
第24回

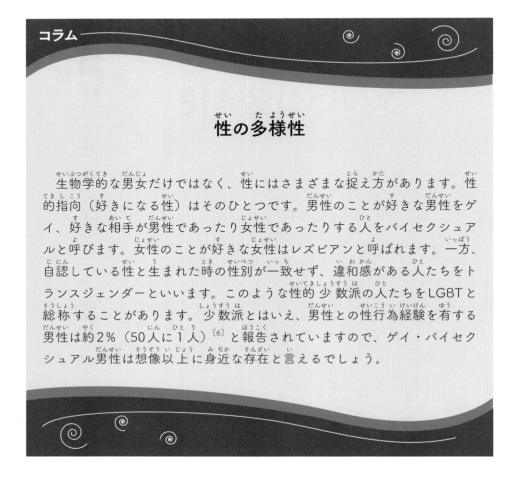

コラム

性の多様性

　生物学的な男女だけではなく、性にはさまざまな捉え方があります。性的指向（好きになる性）はそのひとつです。男性のことが好きな男性をゲイ、好きな相手が男性であったり女性であったりする人をバイセクシュアルと呼びます。女性のことが好きな女性はレズビアンと呼ばれます。一方、自認している性と生まれた時の性別が一致せず、違和感がある人たちをトランスジェンダーといいます。このような性的少数派の人たちをLGBTと総称することがあります。少数派とはいえ、男性との性行為経験を有する男性は約2％（50人に1人）[6]と報告されていますので、ゲイ・バイセクシュアル男性は想像以上に身近な存在と言えるでしょう。

（3）HIV・エイズの検査・治療

　HIVに感染しているかどうかは、見た目では判断できず、検査をしないとわかりません。全国の保健所では、無料かつ匿名でHIV検査を受けることができます。梅毒やクラミジアといった性感染症の検査も同時に実施している保健所もあります。検査結果は1週間後に通知される場合が多いようです。クリニックや医療機関での検査は名前や住所などの個人情報を伝える必要がありますが、検査結果を即日受

け取ることができる場合が多いようです。詳しくは、HIV検査相談マップなどのホームページを参照してください。

https://www.hivkensa.com/goaisatsu/

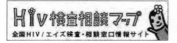

エイズ治療の進歩はめざましく、適切に抗ウイルス薬による治療が行われれば、その平均寿命は健常人と変わらないレベルになりました。また、効果が高く、副作用が少なく、かつ安全性の高い治療薬が開発されています。服用回数は1日1回が当たり前のようになり、患者の負担も軽減されています。このような医学の進歩により、エイズは「死の病」ではなく、もはや高血圧や糖尿病のような「慢性疾患」のように捉えられるようになっています。とはいえ、覚醒剤などの薬物使用は、抗ウイルス薬の飲み忘れや、病院への受診の中断といった影響が出ることがわかっています。HIV・エイズの治療を成功させるためにも、薬物を使わない生活習慣を身につけることが重要です。

（4）C型肝炎の治療

　肝臓が炎症を起こした状態のことを肝炎といいます。炎症を引き起こす原因は、ウイルス、アルコール、自己免疫などさまざまです。炎症が6カ月以上つづくと慢性肝炎となります。慢性肝炎の90％はウイルスが原因です。C型肝炎は血液を媒介とした感染で、注射器の共有、輸血、タトゥー、ボディピアスなどが感染原因となっています。慢性肝炎の状態がつづくと、肝臓がだんだんと線維化し、固くなります。浮腫（むくみ）、腹水、黄疸などの症状が出る頃はかなり病

第1回
第2回
第3回
第4回
第5回
第6回
第7回
第8回
第9回
第10回
第11回
第12回
第13回
第14回
第15回
第16回
第17回
第18回
第19回
第20回
第21回
第22回
第23回
第24回

気が進行した段階です。最終的には肝硬変や肝がんになるリスクが高くなります。

　C型肝炎に対する治療も劇的に進歩しています。かつての主流であったインターフェロンではなく、新しい治療薬（直接作用型抗ウイルス薬：DAA）が開発されています。これにより、多くの場合C型肝炎ウイルスを完全に排除できるようになりました。インターフェロンに比べて副作用が少なく、治療期間が短く（通常12〜24週間）、かつ飲み薬で治療することができます。C型肝炎の検査や治療に関心のある方は、肝炎の検査や指定医療機関を検索できる肝炎医療ナビゲーションシステムをご活用ください。

● 肝ナビ（肝炎医療ナビゲーションシステム）

https://kan-navi.ncgm.go.jp/index-s.html

Q1

あなたのライフスタイルは、C型肝炎やHIV感染のリスクという点からみて、安全ですか？　改善できるとよい点はありますか？

改善したい点の例：＿＿＿＿＿＿＿＿＿＿＿＿＿＿＿＿

＿＿＿＿＿＿＿＿＿＿＿＿＿＿＿＿＿＿＿＿＿＿＿＿＿＿

＿＿＿＿＿＿＿＿＿＿＿＿＿＿＿＿＿＿＿＿＿＿＿＿＿＿

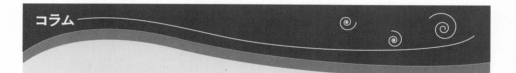

性感染症は
早期発見・早期治療が大切

　性感染症はHIV感染だけではありません。代表的な性感染症として、淋菌感染症や、性器クラミジア感染症が知られています。男性では排尿痛、尿道不快感、尿道からの分泌物、女性ではおりものの変化や下腹部の痛みといった症状が出る場合がありますが、感染しても無症状の場合が多く、感染に気づきにくいこともあります。男性、女性の双方で不妊の原因になることがあります。

　性器ヘルペス感染症も代表的な性感染症の一つです。性器に痛みを伴う水疱ができ、潰瘍になるものもあります。一度かかると治療しても再発を繰り返すことがあります。女性の場合、妊娠・出産時の感染が胎児に重篤な合併症を引き起こすことがあります。

　現在、増加傾向にあるのが梅毒です。痛みのない潰瘍が性器に形成され、治療せずにいると全身の皮膚の発疹、リンパ節が腫れるなどの症状があらわれます。さらに数年～数十年後には血管や神経の障害など全身に多様な症状をきたすことがあります。妊婦の感染は早産や死産、胎児の重篤な異常につながる可能性があります。

　性感染症はコンドームの適切な使用により、感染のリスクを減らすことができます。また、感染が疑われる場合、保健所や医療機関で検査を受けることができます。早期発見、早期治療が大切です。

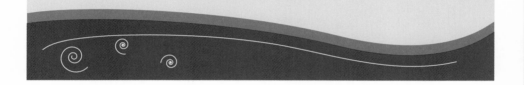

コラム

第1回
第2回
第3回
第4回
第5回
第6回
第7回
第8回
第9回
第10回
第11回
第12回
第13回
第14回
第15回
第16回
第17回
第18回
第19回
第20回
第21回
第22回
第23回
第24回

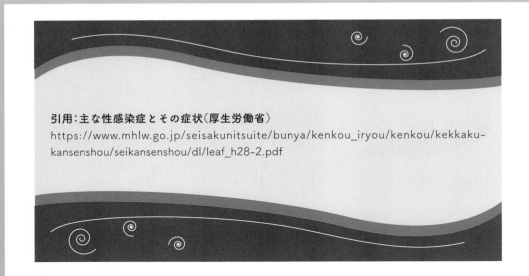

引用：主な性感染症とその症状（厚生労働省）
https://www.mhlw.go.jp/seisakunitsuite/bunya/kenkou_iryou/kenkou/kekkaku-kansenshou/seikansenshou/dl/leaf_h28-2.pdf

② その他の身体への影響

　覚醒剤は、他にも心臓、血管、筋肉に影響を与えます。一度に大量に使用した結果、**心筋梗塞**や高血圧が原因の**脳内出血**による死亡事故が生じることがあります。また、まれではありますが、全身の筋肉が突然とけだして、腎臓をはじめとするさまざまな臓器の障害を引き起こす、**横紋筋融解症**という致死的な病気を引き起こすことも知られています。

　なお、覚醒剤を注射で使うのと加熱吸煙（あぶり）で使うのとでは、感染の危険がないという点では、加熱吸煙のほうが優れていますが、加熱吸煙の場合だと、同じ効果を得るのに覚醒剤がたくさん必要で、刺激が足りないという人もいます。

　幻覚や妄想などの後遺症や依存性の強さという点では、どちらの方法でも違いがないといわれていますし、なかには、加熱吸煙のほうが早く使用がコントロールできなくなってしまうと指摘する研究者もい

ます。また、加熱吸煙によって覚醒剤を使っている人に多い病気としては、目の角膜がただれる**角膜潰瘍**が知られています。

（1）脳への影響

　脳はとても多くの細胞が集まってできていて、複雑なつくりになっています。その脳の中に、快感や意欲を生み出すドパミンという物質があります。ドパミンを放出する神経をドパミン神経と呼び、放出されたドパミンを受け止める部分をドパミン受容体と呼びます。そのドパミンの働きが、薬物依存症と深く関係しています。

　使用した薬物が脳に入りこんでドパミン神経に作用すると、ドパミンが過剰に放出され、一時的に脳のはたらきが高まります。しかし、長い間薬物を使いつづけることで、ドパミン受容体やドパミン神経の数は減っていき、ドパミンのはたらきはだんだん低下していきます。初めて使った量よりも、多く使わないと同じ効果が得られなくなるのは、この変化が影響していると考えられています。

　図❸は、頭を横向きに輪切りにしたときの、健常な人と覚醒剤依存

健常者　　　　　　　　覚醒剤依存症患者

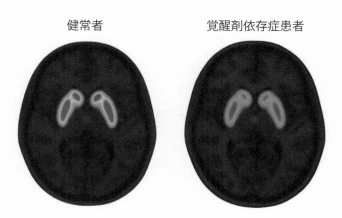

図❸　ドパミン受容体の画像（健常者と覚醒剤依存症患者の比較）

第1回
第2回
第3回
第4回
第5回
第6回
第7回
第8回
第9回
第10回
第11回
第12回
第13回
第14回
第15回
第16回
第17回
第18回
第19回
第20回
第21回
第22回
第23回
第24回

症患者さんの、ドパミン受容体の画像です[7]。真ん中あたりに、白く見える部分が、ドパミン受容体とドパミン神経が密集している部分です。比べてみると、覚醒剤依存症の患者さんでは、内側の白い部分がひとまわり小さく見えますが、これはドパミン受容体の数が減ってしまっているためです。ここでは、覚醒剤依存症を例にあげましたが、他の薬物の依存症でも同じ結果がみられています[8]。

（2）行動への影響や精神症状

　上で説明した薬物使用による脳の変化が、薬物依存症の患者さんによくみられる特徴的な行動に影響しているかもしれません。たとえば、ドパミンの働きが弱い患者さんほど衝動的な考え方をしたり[9]、スリップしやすかったりする傾向があります[10]。

　また、薬物依存症の患者さんには、自分を言葉で表現することがとても苦手な人がいますが、ドパミン神経の働きは、自分の感情を理解し説明する力とも関係することがわかっています[11]。ドパミンの働きの低下が、自分の気持ちの変化に気がつき、それを人に伝えることの難しさに関与している可能性があります。

　つまり、ドパミンの働きが低下することによって、衝動的で危なっかしい行動をとってしまったり、その行動の手前にある自分の感情に気づかなかったり、説明しても相手にうまく伝わらなかったりというようなことが起こりやすくなります。さらに、薬物への渇望がでてくる直前の、気持ちの変化を感じ取れず、対処がとれないままスリップしてしまうこともあるかもしれません。一方で、周りの人にとっては、こうした行動と脳の働きとの関係を理解することは難しいので、"よくわからない人"という目であなたを見てしまうかもしれません。そうすると、あなたは人とうまく打ち解けることができずに生きづらさを

感じたり、周りの人を信頼できない気持ち（猜疑心、勘ぐり）になったりしてしまうのではないでしょうか。

　だからこそ、援助してくれる人とつながることが、回復の助けになります。このプログラムや、自助グループやDARCのミーティングに参加し、最近自分に起こったことについて報告をすることも、自分の感情に目を向け、人に伝えることのよい練習です。それが上手になることで、周囲があなたから受ける印象は自然と変化し、つながりはより強いものになるはずです。

Q2 あなたには、薬物やアルコール使用による脳や身体へのダメージから回復するために、どのような生活上の注意やリハビリが必要だと思いますか？

_____

_____

_____

_____

第1回
第2回
第3回
第4回
第5回
第6回
第7回
第8回
第9回
第10回
第11回
第12回
第13回
第14回
第15回
第16回
第17回
第18回
第19回
第20回
第21回
第22回
第23回
第24回

覚醒剤の身体・脳への影響　　81

第10回 薬物・アルコール使用とさまざまな精神障害

薬物やアルコールの使用が勘ぐり、妄想、幻聴などの精神症状をもたらすことがあります。また、依存症以外の精神障害を持っているような場合には、その症状をやわらげるために薬物やアルコールを使用するということもあるでしょう。今回は、薬物・アルコール使用と依存症以外の精神障害との複雑なつながりについて学んでいきます。

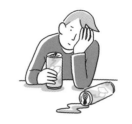

① 薬物・アルコール使用が精神にもたらす影響

薬物やアルコールの使用は、さまざまな精神的な変化をもたらします。具体的には、集中力が増す、意欲がわく、いろいろなアイデアを思いつく、陽気になる、気持ちが大きくなる、リラックスする、緊張感がやわらぐといった変化や、逆に、不安が強くなる、気持ちが沈む、イライラする、勘ぐりがひどくなる、眠れない、幻聴が聞こえるなどといった、さまざまな精神的な問題をもたらすこともあります。こうした精神への影響については個人差があり、少量の薬物・アルコールの使用で出現する人もいれば、多量の薬物・アルコールの使用

でも出現しない人もいます。一般に、薬物やアルコールの使用が長ければ長いほどこうした影響が出やすいと言われています。

② 薬物やアルコールを使用すると依存症以外の精神的な病気になるの？

　この問いに対しては明確な答えがありません。薬物やアルコールの使用をつづけているうちに精神的な症状が出現する場合もあれば、そうでない場合もあります。しかし、長い間大量に薬物やアルコールの使用をつづけていると、精神的な症状が出現しやすくなります。また、薬物やアルコールの使用がとまってしばらく経っていても症状だけが残ってしまう場合があります。こうした場合は薬物やアルコール使用による後遺症と判断されるようです。

　日常生活のストレスなどにより精神的な症状が出現する場合もありますので、もしその精神的な症状が薬物やアルコールの使用と関係がないと判断される場合は、薬物やアルコールとは別の問題があると考えられます。

③ 精神的な病気と依存症の関係

　依存症の人たちのなかには、薬物やアルコールで「生きづらさ」や「精神的な苦痛」を一時的にしのいでいるうちに、次第にコントロールが難しくなり依存症になってしまったという人たちがいます[12]。たとえば、うつ病、統合失調症、注意欠如・多動症（ADHD）、心的外傷後ストレス障害（PTSD）などの症状に悩んでいる人が、薬物

第1回
第2回
第3回
第4回
第5回
第6回
第7回
第8回
第9回
第10回
第11回
第12回
第13回
第14回
第15回
第16回
第17回
第18回
第19回
第20回
第21回
第22回
第23回
第24回

やアルコールを使用すると、一時的に症状が治まって楽になることがあります。そうすると、次に症状が出てきたときに、また薬物やアルコールを使いたくなり、次第に継続して使用するようになります。ただし、薬物やアルコールが一時しのぎになっても、その後でかえって、症状が悪化する場合も考えられます。症状の悪化をおそれて、その前に再使用してしまうという悪循環のサイクルにはまってしまう人も少なくありません。このようなことから、何かしらの精神症状を抱えている人はそうでない人に比べて、依存症になりやすい傾向にあります。具体的に米国のデータを用いながら各疾患について紹介していきます[13]。

(1) うつ病

うつ病は、ゆううつな気分に加えて、楽しいと感じなくなる、疲れやすい、不眠や食欲低下、考えることができなくなる、自信を失う、自分を責める、自殺のことを繰り返し考える、などの症状があります。アルコールの問題を抱える人々の40％以上に、また、薬物の問題を抱える人たちの17％以上に、こうしたうつ病の症状が合併するといわれています。

(2) 不安症

過度な心配や不安がさまざまな場面で見られることが症状としてあげられます。薬物やアルコールの問題を抱えた人々における不安症の割合は、一般人口と比べてかなり高く、30％以上の人が不安症を合併しているといわれます。不安症を合併していて薬物やアルコールを使用している人たちは不安と緊張が軽減されて、診察の場面で診断さ

れにくい場合があります。また、急にアルコールや薬物を中止すると、不安と緊張が一層悪くなることにも注意が必要なため、中止する場合は医療者と相談しながら進めていく必要があります。

（3）ADHD（注意欠如・多動症）

　集中が難しい、絶えず動いて落ち着かない、衝動的なふるまいをしやすいといった症状が子どもの頃からみられます。診断には養育者、学校の先生、保健室の先生などからの多くの情報が必要となります。一般人口では、ADHDと診断される人の割合は2.5％から5％ですが、薬物やアルコールの問題を抱えた人々においては、15％から35％と高い割合でみられます。薬物やアルコールを使用するとADHDの症状がやわらぎ、落ちついて大人しくなる、穏やかになるといった効果があることが関係しているといわれています。

（4）PTSD（心的外傷後ストレス障害）

　心的外傷となる出来事（トラウマ）を経験したり、見たりしたことに基づいて特有の症状が出現します。トラウマとなる出来事は人によってさまざまです。薬物やアルコールの使用に問題がある人の20％以上がPTSDを合併していると言われています。

（5）統合失調症

　統合失調症は、およそ100人に1人弱がかかる病気です。症状としては、幻聴や妄想などの陽性症状と、意欲の低下、興味の低下、感情が生じにくいなどの陰性症状がみられます。一般に薬物の使用

第1回
第2回
第3回
第4回
第5回
第6回
第7回
第8回
第9回
第10回
第11回
第12回
第13回
第14回
第15回
第16回
第17回
第18回
第19回
第20回
第21回
第22回
第23回
第24回

によって陽性症状が生じやすいといわれています。薬物の問題を抱える人の中には、一過性のものも含めると、統合失調症の症状を経験したことのある人が少なくありません。そのなかには、薬物の影響でそうした症状を経験する人もいますし、逆に、もともと統合失調症に罹患していて、その症状をやわらげようとして薬物を使用する人もいます。

　依存症の治療では、「薬物やアルコールを使ってあなたが何を失ったか」だけでなく、「薬物やアルコールからあなたに何を得たのか」を考えることが大切であるといわれています。生きていくことがとてもしんどくて、それをやわらげるために薬物やアルコールを使用していたと感じる人は、ただ薬物をやめただけでは余計にしんどくなってしまうかもしれません。そうならないために、依存症以外の精神症状のある人は、その治療も含めて、しんどさや痛みを減らす対処法を少しずつ増やしていくようにしましょう。

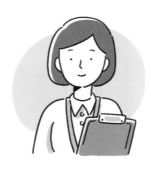

Q1 あなたは、これまでに精神的なつらさや症状をやわらげるために、薬物やアルコールを使ったことはありますか？
ある場合は、どのようなつらさや症状に対して、どんな種類の薬物やアルコールを使ってきましたか？

どんな症状？

_____

どんな薬物？　どんなアルコール？

_____

Q2 今後、精神的なつらさや症状が出てくるようなことがあったら、どのように対処しようと思いますか？

_____

_____

_____

_____

第1回
第2回
第3回
第4回
第5回
第6回
第7回
第8回
第9回
第10回
第11回
第12回
第13回
第14回
第15回
第16回
第17回
第18回
第19回
第20回
第21回
第22回
第23回
第24回

第11回 合法ドラッグとしてのアルコール

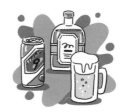

　ある研究によれば、覚醒剤をやめていた人が、ふたたび覚醒剤に手を出してしまう**きっかけの90％近く**が、アルコールを飲んで「ほろ酔い」になっているときだといいます。つまり、アルコールは、覚醒剤を使ってしまう**強力な引き金**なのです。また、アルコールは、覚醒剤の後遺症である幻聴・妄想・『勘ぐり』の回復を遅らせます。同じことは、マリファナのような、覚醒剤とは薬理作用の異なる薬物についてもいえます。

　したがって、覚醒剤をやめつづけるためには、アルコールを飲んだりマリファナを吸ったりしないほうがよいのです。けれども、多くの患者さんにとって、アルコールをやめることは、大変むずかしいことです。その理由はいくつかあります。

①アルコールを飲んでしまう引き金は、いたるところに存在します。お酒を飲んでいる人と出会うことなく、社会生活を送るのはなかなかむずかしいものです。

②アルコールを飲むと、不安やうつ、あるいは不眠といった問題が一時的にはやわらぐ気がします。しかし、実際には、アルコールを長い間にわたって飲むことは、うつやパニック発作の原因となります。このことはあまり知られていません。

 Q1 不安やうつ、不眠などに悩まされるとき、お酒を飲みたくなりませんか？　それはなぜでしょうか？

不安・うつ・不眠のとき、お酒を飲みたいと

〈　思う　・　思わない　〉

そのような時に飲みたいと思う理由：_____

_____

_____

第1回
第2回
第3回
第4回
第5回
第6回
第7回
第8回
第9回
第10回
第11回
第12回
第13回
第14回
第15回
第16回
第17回
第18回
第19回
第20回
第21回
第22回
第23回
第24回

③違法薬物を使っている人のなかに、"アルコールはたまにしか飲まない"という人がいます。彼らの多くは、『アルコールは違法ではないから、問題ではない』と考えています。アルコールが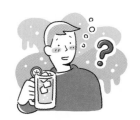引き金となってふたたび覚醒剤を使ってしまうという失敗をするまで、なかなかその問題を認識できないことが多いのです。

④アルコールは人の理性に影響をあたえます。アルコールを飲むと、頭がぼうっとして物事を正しく考えることができなくなります。そのため、なぜアルコールが問題なのかを正しく判断することがむずかしくなってしまいます。

⑤アルコールは人の理性をぼんやりさせ、その働きを麻痺させます。その結果、アルコールは、人を性的な行動に走らせたり、良心を失わせたりすることがあります。また、殺人や傷害、あるいは、強制わいせつや放火のような犯罪、ドメスティック・バイオレンス（DV）のような家族や恋人に対する暴力は、アルコールを飲んでいるときに起こりやすいことも知られています。

Q2 アルコールを飲んで羽目をはずしてしまい、けんかや
その他の迷惑行為、何らかの失敗をしてしまった経験
はありませんか？　経験がある人は、「なぜそれでもア
ルコールを飲みつづけていたのか？」についても考え
てみてください。

羽目をはずしてしまった経験が　〈　ある　・　ない　〉

飲酒する理由または目的：＿＿＿＿＿＿＿＿＿＿＿＿＿

＿＿＿＿＿＿＿＿＿＿＿＿＿＿＿＿＿＿＿＿＿＿＿＿＿＿

＿＿＿＿＿＿＿＿＿＿＿＿＿＿＿＿＿＿＿＿＿＿＿＿＿＿

第1回
第2回
第3回
第4回
第5回
第6回
第7回
第8回
第9回
第10回
第11回
第12回
第13回
第14回
第15回
第16回
第17回
第18回
第19回
第20回
第21回
第22回
第23回
第24回

合法ドラッグとしてのアルコール

⑥わたしたちの多くは、お祭りや冠婚葬祭でアルコールを飲むという習慣を経験しながら育ってきています。こうした特別な日に、今までの習慣を変えてお酒なしに過ごすということは、とても難しいことです。こうした特別な場合を『例外』として扱い、自分に飲酒を許すかどうかはさまざまに意見が分かれるところです。お酒を飲むという習慣が儀式の一部となっているような特別な式典もあります。たとえば、結婚式で三々九度の杯をかわすような場合、あるいはお通夜やお葬式がそうです。一般には、例外というものはひとつ許すと、その後、どんどん例外が増えていってしまうものです。こういった特別な場をうまく切り抜けるためには、事前に、親戚などの身内に対して、『根回し』をしておく必要があるでしょう。

⑦多くの家族、あるいは職場や学校といった社会のなかでは、お酒を飲めることが、『グループの一員であること』『大人の象徴』であったりします。「俺がついだ酒が飲めないのか？」などと言われることもあるでしょう。宴会の席でずっとウーロン茶を飲んでいると、「つまらない奴」と言われてしまうこともあります。つまり、わたしたちの文化は、"お酒が飲めること"を良しとしているともいえます。

お酒をやめようとする人は誰でも、こうした悩ましい問題を抱えています。あなただけではありません。一つひとつ、こうしたむずかしい状況をのりこえていき、しらふでいる時間が長くなるにつれ、こうした問題をのりこえる力がついていきます。

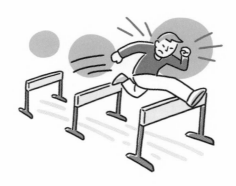

コラム

アルコールの問題に対する治療薬

　アルコールは、適度に楽しむ場合は気分をリラックスさせストレス解消につながるかもしれませんが、適量以上に飲みつづけると健康を損なうリスクがあります。また、アルコールを飲むと理性的な判断力が低下するので、その結果として薬物使用の引き金になる場合もあり注意が必要です。さらに、アルコールは薬物と同様に依存性がある物質なのでつき合い方を慎重に見直してみましょう。

　法的に規制されていない分、アルコールをやめるには薬物とは別の難しさがあります。自助グループや治療プログラムを利用することはとても大事です。それに加えて、アルコール問題については治療薬の選択肢がありますので、紹介したいと思います。いずれの薬もアルコール依存症治療の経験がある医師が処方する必要があります。

　まずは抗酒剤（ジスルフィラム、シアナミド）です。体内のアルコールの代謝を抑えることでひどい二日酔いの状態をもたらします。抗酒剤を服用してアルコールを飲むとめまい、冷や汗、吐き気、血圧の低下などが生じ、アルコールを体が受け付けなくなります。アルコールをもう飲まない

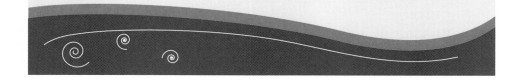

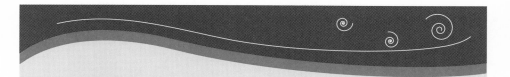

と決意して服用すると高い効果がみられます。

　もうひとつは断酒補助薬（アカンプロサート）です。脳内の欲求に関わる部分に働きかけることで飲酒欲求を減らす効果があります。すでにアルコールをやめている人が服用すると、欲求が小さくなることでやめつづけられる可能性が高くなります。もちろんアルコールをもう飲まないと決意していると効果が高いのは抗酒剤と同様です。

　最後に低減薬（ナルメフェン）があります。アルコールをやめることが必要と判断されながら、それが現実的に難しい場合に、その他の心理社会的な治療と併用するという前提のもとで、飲酒量低減薬が使用されます。多量にアルコールを飲む日数が減る、アルコールの量が減るという効果が期待できます。

　「わたしはアルコール依存症ではないので、アルコールをやめる必要はないし、治療薬に頼る必要もない」と考える人がいるかもしれません。しかし、アルコール依存症かどうかにこだわるのではなく、あなたにとってのアルコールのメリット・デメリットを今一度整理してみたうえで、このままでよいのか、何か対処が必要なのかを考えてみてください。すこしでも自分とアルコールの関係に不安を感じるようであれば、依存症に理解のある医師に相談してみましょう。

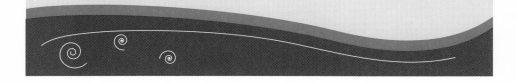

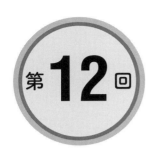

第12回 マリファナの真実

「タバコより害が少ない」「海外では合法化されているところもある」「有名人が大麻所持で逮捕」といったように、大麻（マリファナ）は、何かと話題になる薬物です。今回はこの大麻がテーマです。

Q1 大麻に関する次の項目について、あなたは正しいと思いますか？ あるいは間違いと思いますか。当てはまる方に〇をつけてください。

● 大麻を使うと車の運転に影響を及ぼす

〈 正しい ・ 間違い 〉

● 大麻は依存性がない 〈 正しい ・ 間違い 〉

● 現在流通している大麻は、昔よりも安全性が向上している

〈 正しい ・ 間違い 〉

● 海外で大麻使用が合法化されているのは、他の違法薬物と違って安全性が高いからである

〈 正しい ・ 間違い 〉

① 大麻とは何か？

　大麻の葉や花には、さまざまな成分が含まれています。タバコの葉にさまざまな物質が含まれているのと同じです。大麻には500種類以上の成分が含まれることが知られていますが、陶酔感などの精神作用を引き起こす主な成分はTHC（テトラヒドロカンナビノール）と呼ばれます。

　大麻を使う人たちは、年々増加しています。そして、日本の薬物の中で最も使用者が多いのが大麻です。2019年に実施された調査によれば、大麻をこれまでに1回でも使ったことがある人は、全国で約160万人に達するとされています[14]。過去1年以内の使用に限っても約9万人が大麻を使っています。

② 大麻を使うと車の運転に影響を及ぼすか？

　はい。大麻は車の運転に深刻な影響を及ぼします。大麻は判断力の低下や反応時間の遅れを引き起こします。そして運転手はブレーキやハンドルの操作をあやまり、結果として交通事故などのリスクが高くなります。大麻使用と交通事故との関係は、海外の研究で数多く指摘されています。大麻を使うことは交通事故のリスクを2倍以上に高めるという報告もあります[15～17]。

　しかし、大麻が交通事故の発生にどのくらい関与しているのかはよくわかっていません。なぜなら、多くの場合、大麻はアルコールと併用して使われるため、飲酒が交通事故に影響している可能性を否定で

第1回
第2回
第3回
第4回
第5回
第6回
第7回
第8回
第9回
第10回
第11回
第12回
第13回
第14回
第15回
第16回
第17回
第18回
第19回
第20回
第21回
第22回
第23回
第24回

きないからです。また、飲酒以外に運転者の年齢なども交通事故の発生に関係している可能性があります。

③ 大麻は依存性がない？

　いいえ。大麻には依存性があります。大麻を繰り返し使うことで薬物依存になる可能性があります。ただし、大麻を使ったすべての人が依存症になるわけではありません。ある研究によれば、大麻の使用を開始してから10年後に依存症になるのは大麻使用者全体の約6％、生涯においても約9％という報告があります[18]。これは、同じ依存性物質であるニコチン、アルコール、コカインに比べて低い確率です。

　薬物依存のリスクは、大麻を使い始めた年齢や、使用する頻度にも関係するようです。たとえば、18歳以前に大麻を使い始めた人は、成人してから大麻を使い始めた人に比べ、薬物依存を発症するリスクが5倍から7倍も高くなることが知られています（図❶）[19]。また、大麻を使用する頻度が高くなるにつれ、高校を卒業できる可能性や、単位を取得できる可能性が低くなります。逆に、薬物依存になること、他の違法薬物を使用すること、そして自殺企図の危険性は、大麻を使用する頻度が増えるにつれ高くなることが報告されています[20]。

*13 ～ 18歳に大麻を使い始めた人は、成人してから使い始めた人に比べ、薬物依存と診断されるリスクが約5倍～ 7倍高い

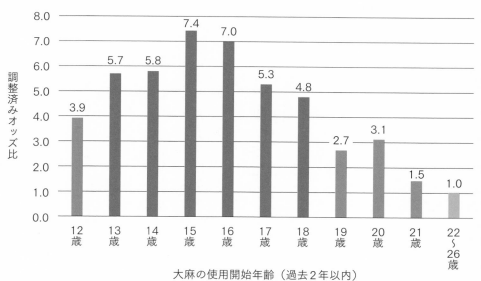

2003年の全米薬物使用調査（National Survey on Drug Use and Health）のデータを使って分析した。大麻を22-26歳に使い始めた人が大麻使用障害（薬物依存）として診断されるリスクを基準（1）とした場合、各年齢のオッズ比を算出した。図に示したのは性別、人種、世帯収入、人口密度などの影響を統計的に調整した調整済オッズ比。13 ～ 18歳に統計学的有意差が認められた。

図❶　大麻の使用開始年齢と大麻使用障害（薬物依存）リスクとの関係

　一方、大麻を頻繁に使っている人は、大麻の使用をすることで、さまざまな離脱症状（禁断症状）が出現します（表❶）。たとえば、渇望、睡眠障害、不眠症、怒り、攻撃性、イライラといった症状がよく現れることが報告されています[21]。そして、大麻の使用を中断してから離脱症状が現れるまでの日数は、それぞれの症状によって異なります。

	報告された割合	大麻使用を中断してから症状が現れるまでの平均日数
渇望	59.4%	4.4
睡眠障害	50.5%	2.6
不眠症	48.7%	2.7
怒り、攻撃性、イライラ	45.6%	3.0
不安	38.5%	3.4
食欲の変化	36.4%	3.7
抑うつ	34.4%	4.0
怒りと攻撃性	33.9%	2.8
イライラ	29.4%	3.3
怒り	28.9%	3.1
身体症状	25.3%	3.1
落ち着かない	21.9%	2.8
食欲亢進	20.8%	3.3
体重減少および食欲減退	20.8%	4.9
攻撃性	20.1%	3.6
食欲減退	17.4%	4.0
頭痛	16.9%	3.7
下痢・胃痛・むかつき	14.1%	2.5
悪夢	10.4%	3.7
身体不快感	8.9%	4.4
胃痛	8.3%	1.9
体重減少	7.3%	10.3
発汗	5.5%	2.2
吐き気・嘔吐	5.2%	3.2
震え	4.9%	1.6
悪寒	3.4%	2.2

＊対象は現役の大麻使用者384名

表❶　大麻の離脱症状と症状が現れるまでの平均日数

④ 現在流通している大麻は、昔よりも安全か？

　いいえ。むしろ危険になっています。大麻に含まれるTHCの濃度は、年々増えています。1990年代のはじめ、大麻に含まれるTHCの平均濃度は4％程度でしたが、2018年には15％以上に増加しています[22]。また、THCを抽出したオイルやワックスなどの新たな製品では、50％を超える濃度の製品も報告されています。高濃度のTHCを摂取することは、急性中毒や依存症のリスクを高める可能性があります。また海外ではTHCを混ぜた食用大麻（ブラウニー、クッキー、キャンディー、お茶など）が出回っています。一般的に食用で大麻の効果を得るには、消化や吸収に時間がかかります。こうした食用大麻を食べても、すぐには効果が現れないことを知らない人が、食用大麻を次々に摂取し、結果として深刻な中毒症状を引き起こしてしまう事例もあるようです。

⑤ 海外で大麻使用が合法化されているのは安全性が高いから？

　いいえ。法律による規制と人体への安全性は、必ずしも一致しません。確かに、現在、米国のコロラド州、ワシントン州、カリフォルニア州など一部の地域では、一定のルールに基づき、お酒のように嗜好品としての楽しむための大麻使用が認められています[23]。ここでいうルールとは、たとえば、使用できる年齢、所持できる量、使用できる場所などが細かく決められているという意味です。これは、ハーム

第1回
第2回
第3回
第4回
第5回
第6回
第7回
第8回
第9回
第10回
第11回
第12回
第13回
第14回
第15回
第16回
第17回
第18回
第19回
第20回
第21回
第22回
第23回
第24回

リダクション（害の軽減）という考えに基づく政策によるものです。大麻の密売による売上げが、ブラックマーケットの資金として流れるというハーム（害）を軽減させることを目的とした政策です。州が大麻の流通を管理し、大麻の販売で得た収益を青少年の予防などに役立てていこうという対策をとっています。私たちの身近にあるアルコールが、合法的に使用できるけれど人体にとっては必ずしも安全でないように、大麻が合法化されているのは安全性が高いからと断言することはできません。

　一方、医療用大麻は、抗がん剤治療を受けている患者の吐き気、食欲不振、体重減少に対する治療薬として開発された医薬品です。たとえば、丸薬あるいは錠剤になったいくつかの製剤がFDA（アメリカ食品医薬品局）に承認されていますが、大麻草そのものは医薬品として承認されていません。

Q2

大麻に対するイメージがどのように変わりましたか？
また、これから大麻とのつき合いをどうしようと思いますか？

_____

_____

_____

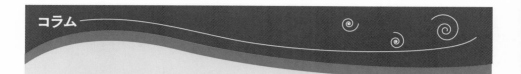

危険ドラッグ

　危険ドラッグは、規制薬物の一部を化学的に変化させることで「合法的に使えるドラッグ」として2010年くらいに国内に登場し、一時は大きな社会問題となりました。危険ドラッグの使用者が運転する車が暴走し、死傷者を出した事件などを覚えている方もいるかもしれません。2014年以降、指定薬物として所持や使用が禁止され、販売店やインターネットサイトがなくなり、危険ドラッグ・ブームは収束に向かっているようです。しかし、依然として水面下では新たな危険ドラッグが登場し、それを追いかけるように規制するといった「イタチごっこ」がつづいています。

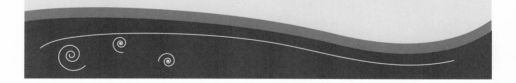

　合成カンナビノイドは、大麻に含まれるTHCとは化学構造式は異なりますが、脳内の同じ場所に働きかけ、大麻に似た症状を引き起こす成分です。合成カンナビノイドは、毒性が極めて高いことが脳細胞を使った実験で明らかにされています。法的に合法／違法であることと、物質の安全性／危険性は全く別問題として考えておきましょう。

第13回 薬物・アルコールに問題を抱えた人の経過

　みなさんのなかには、「これから先、自分の病状や生活はどうなっていくのだろう？」という不安を抱えている人も少なくないと思います。今回は、薬物やアルコールの問題を持つ人の「その後の経過」についてみていきましょう。

1 薬物問題がある人の経過

　SMARPP に参加した薬物問題を抱えた患者さんたちのその後の経過はどのようなものでしょうか？

　2010年1月～2013年6月までの間に、国立精神・神経医療研究センター病院でSMARPPに1回以上参加した患者さんは79名いました。この患者さんたちが、SMARPP1クール（16週）終了予定日から1年経過後の状況は、通院を継続している人が37名（46.8％）、逮捕10名（12.7％）、民間リハビリ施設入所中2名（2.5％）、死亡1名（1.3％）、転医・治療終結9名（11.4％）、通院中断20名（25.3％）でした。

　通院を継続していた37例について、プログラム参加前1カ月間とプログラム終了1年後の薬物使用頻度を図❶に示します[24]。

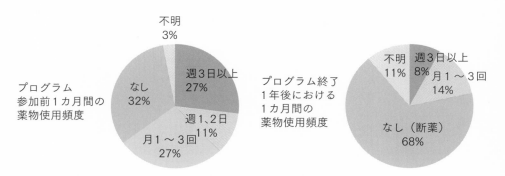

図❶　プログラム参加前と終了1年後における薬物使用頻度の比較

　図❶からわかるように、プログラム終了1年後では患者さんの薬物使用頻度が減少しており、1カ月間は断薬をしている人が68％に認められました。さらに下の図❷を見てください。患者さんの70％は、プログラム終了1年後に薬物の使用頻度が改善しており、40％は1年の完全断薬をしていました[24]。

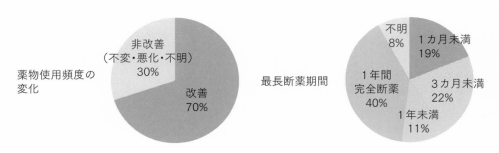

図❷　プログラム終了1年後の改善率と断薬継続率

　それでは、プログラム終了1年後に断薬をしていたり、薬物の使用状況が改善している人には、どのような特徴があるでしょうか？
　覚醒剤依存症の患者さんについてのみ、そうした特徴が明らかにされています。それは3つの特徴です。第一に、SMARPPの初回クール

第1回
第2回
第3回
第4回
第5回
第6回
第7回
第8回
第9回
第10回
第11回
第12回
第13回
第14回
第15回
第16回
第17回
第18回
第19回
第20回
第21回
第22回
第23回
第24回

に7割以上 出席していました。第二に、**危険ドラッグや睡眠薬・抗不安薬、アルコールの乱用が合併していません**でした。そして最後に、断薬を維持している患者さんたちはいずれも同じ時期にSMARPPに参加していて、**お互いに誘い合って自助グループのミーティングに参加するなど、治療 上好ましい交流をしていました**。薬物使用の改善を目指すには、治療を継続することが大切です。断薬できているときも、薬物を使用してしまったときも、通院や治療プログラムへの参加をつづけるように心がけましょう。

Q1 治療をはじめてから、あなたの薬物使用 状況、日常生活、考え方にはどのような変化がありましたか。

_____

_____

_____

_____

_____

第1回
第2回
第3回
第4回
第5回
第6回
第7回
第8回
第9回
第10回
第11回
第12回
第13回
第14回
第15回
第16回
第17回
第18回
第19回
第20回
第21回
第22回
第23回
第24回

② 自助グループへの参加頻度と断酒・断薬率との関係

　入所型施設での治療を終えた薬物依存症者を5年間に渡って追跡したイギリスの研究があります。この研究によれば、N.A.やA.A.といった自助グループに参加した頻度が高い人ほど、断酒や断薬をつづける割合が高いことが報告されています。図❸は、治療施設を退所してから4〜5年後の断酒・断薬率の結果です。自助グループに全く参加していない人に比べ、自助グループに参加している人の断酒・断薬率がはるかに高いことがわかります。特に、週に1回以上の頻度で参加している人たちの断酒・断薬率がとても高くなっています。つまり、定期的にN.A.やA.A.に参加する習慣を身につけることは、あなたの回復に役立つ可能性が高いと言えるでしょう。

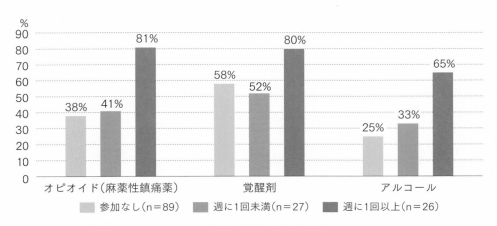

図❸　NAやA.A.への参加頻度と断酒・断薬率との関係[25]
（治療施設を退所してから4〜5年後）

③ アルコール問題がある人の経過

　アルコール依存症の人は、治療を受けた後、どのような経過をたどるのでしょうか。きっぱりとお酒をやめる人もいるでしょうし、問題飲酒に戻ってしまう人もいるでしょう。あるいは飲酒量を制限した「節酒」を目指す人もいるかもしれません。アルコール依存症の長期経過を調べた研究はたくさんありますが、断酒継続は20～30％程度、節酒が10％前後、残りの20～40％は問題飲酒がつづいているという報告があります[26]。

　病院で治療を受けた男性アルコール依存症者208名の退院後の様子を調べた研究があります[27]。まず、退院後（平均退院後3年）にそれぞれの飲酒行動を調べ、グループⅠ：完全断酒群、グループⅡ：不完全断酒群（再飲酒を経験）、グループⅢ：節酒群、グループⅣ：問題飲酒群の4グループに分類しました。その10年後に再び調査を行い、飲酒行動がどう変化したかについて調べました。

　驚くべき結果が報告されています（表❶）。治療後3年から13年の間の10年間で亡くなったのは、グループⅠ：35.5％、グループⅡ：23.3％、グループⅢ：46％、グループⅣ：45.5％でした。グループⅣは入院時の年齢が平均43歳と最も若いにもかかわらず、死亡率が二番目に高いという結果でした。逆に、グループⅡの死亡率は最も低いですが、入院時の年齢がグループⅠやグループⅢに比べて若いということが影響しているのかもしれません。ここで注目したいのは、節酒群（グループⅢ）の死亡率が問題飲酒群（グループⅣ）とほぼ同じである点です。治療の目標を断酒にするか、節酒にするかは意見が分かれるところですが、このデータは、必ずしも節酒を楽観視すべきではないことを示しています。

		退院後13年の分類				
		グループⅠ	グループⅡ	グループⅢ	グループⅣ	死亡
退院後3年の分類	グループⅠ （n＝62） 平均50歳	35.5%	14.5%	8.1%	6.5%	35.5%
	グループⅡ （n＝30） 平均45歳	20.0%	33.3%	16.7%	6.7%	23.3%
	グループⅢ （n＝50） 平均49歳	6.0%	12.0%	28.0%	8.0%	46.0%
	グループⅣ （n＝66） 平均43歳	10.6%	28.8%	12.1%	3.4%	45.5%

グループⅠ：完全断酒群、グループⅡ：不完全断酒群（再飲酒を経験）、グループⅢ：節酒群、グループⅣ：問題飲酒群
各グループの平均年齢は、入院時のもの

**表❶　男性アルコール依存症患者の10年予後における死亡率
（治療後3年から13年後）**

第1回　第2回　第3回　第4回　第5回　第6回　第7回　第8回　第9回　第10回　第11回　第12回　第13回　第14回　第15回　第16回　第17回　第18回　第19回　第20回　第21回　第22回　第23回　第24回

　なお、主な死因は多い順に、心疾患、悪性新生物（がん）、脳血管疾患、肝硬変、事故、自殺とつづいています。死亡率は、断酒した群と飲酒をつづけた群との間で大きな差があるようです。たとえば、心疾患の場合、断酒群では一般人口と同程度の死亡率ですが、飲酒を継続した場合は約9倍死亡率が高くなっています。
　一方、自助グループへの参加が長期的な治療効果としてプラスに働くことが報告されています[28]。アルコール依存症患者を退院後3年追跡し、その後の飲酒行動を調べた結果、断酒会に参加していた群では、対象者の39％が断酒、22％が節酒しており、問題飲酒は全体の18％でした（図❹）。一方、断酒会に参加していない群では、57％

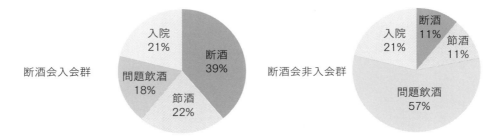

図❹　退院3年後の飲酒状況（断酒会入会群と非入会群の比較）

が問題飲酒の状態であり、断酒や節酒は全体の10％程度にとどまっていました。これらの結果は、病院での治療後に自助グループに参加することが長期的経過にプラスに働くことを意味しています。

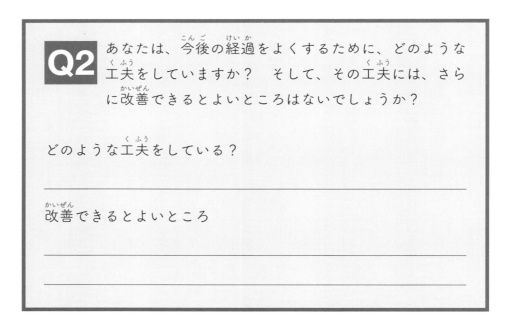

メ モ

第14回 回復のために
信頼、正直さ、仲間

　みなさんのなかには、「これから先、自分の病状や生活はどうなっていくのだろう？」という不安を抱えている人も少なくないと思います。今回は、薬物やアルコールの問題を持つ人の「その後の経過」について取り上げます。

1 信頼について

　薬物・アルコールにはまってしまうと、どうしても**嘘をつくことが多くなってしまい**がちです。また、使っていることを隠そうとする結果、周囲とオープンで正直な関係を作ることもむずかしくなってしまいます。みなさんも、薬物やアルコールを使っているのではないかと心配する家族や友人、職場の人などに対して、嘘をついたことがあるかもしれません。最初からそうであったはずはないのですが、いつのまにか、**人間関係よりも、薬物・アルコールのほうがずっと大事なもの、ずっと信頼できるものとなった**といえるでしょう。

　薬物・アルコールの使用をやめたからといって、すぐに周囲からの信頼を回復できるわけではありません。信頼を回復するには時間がかかります。信頼を得るためには、「がんばります」という言葉だけではなく、具体的に行動で示すことが必要です。たとえば、薬物やアルコー

ルをやめるためのプログラムに参加しつづける、抗酒剤を飲みつづける、薬物やアルコールなしの安定した生活リズムを維持する、といった行動です。はじめはなかなか信頼してもらえないかもしれません。何度も裏切られた経験を持つ人にとってみれば、「またそのうち、もとに戻ってしまうのでは」と感じ、すぐには不安な気持ちがぬぐえないからです。それでも、行動で示しつづけていけば、きっと周囲の人の評価は変わっていくはずです。

　回復は時間のかかるプロセスです。薬物・アルコールをやめると、まずは身体が回復し、次に脳が回復します。さらに心が回復すると、これまで見えなかった周囲の人たちの気持ちに気づけるようになります。そして、**信頼の回復は最後の最後になってようやく起こる**ものだということを覚えておいてください。

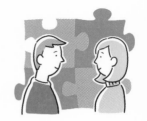

| **Q1** | 信頼を回復していくために、あなたにはどのようなことができるでしょうか？　すでに行っているのはどんなことでしょうか？ |

_____

_____

_____

回復のために

② 正直さ

（1）薬物・アルコールを使うことと嘘

　薬物・アルコールを使っていると、どうしても嘘をつくことが多くなってしまいます。嘘は他人にだけつくのではありません。自分自身に対しても嘘をつくことが多くなっていきます。

　漠然とした不快感におそわれたとき、自分の気持ちにきちんと目をむけないまま、薬物やアルコールでまぎらわせてしまうようなことはありませんか？

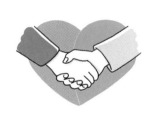

　自分の不安やいら立ち、ストレスなどに、きちんと向き合わず、薬物やアルコールでまぎらわしても、根本的な問題は何も解決されません。ますます薬物やアルコールを頼るようになり、生活のリズムが乱れ、だらしない毎日を送るようになるでしょう。

それでも、周囲の人には「大丈夫」「飲んでない」と嘘をついたり、自分自身の「この状況はまずいかも…」という不安に対しても、正面から目をむけることをせず、お酒をあおってごまかしてしまいます。だんだんと、周囲はあなたに対して小言や批判的なことをいうようになり、関係は悪化し、あなたも周囲の小言や批判をわずらわしく感じるはずです。そうなると、あなたは、目の前のトラブルを避けるために、その場しのぎの嘘をさらにたくさんつくようになっていきます。

（2）回復における正直さの大切さ

　薬物やアルコールを使わないようになるためには、自分自身にすなおで、同時にほかの人にも正直であるということがとても重要です。

　たとえば、あなたが正直に、「今、覚醒剤をとても使いたい」「実は、きのうの夜にアルコールを飲んでしまった」と告白しようかどうか、悩んでいる場面を考えてみましょう。あなたは、「そんなことを言ったらみんなからダメな奴と思われるのではないか」「怒られるのではないか」などと心配するかもしれません。

　しかし、回復のためには、**あなたの薬物やアルコールの問題にともに取り組んでくれる信頼できる援助者に、薬物やアルコールを使いたい気持ちや、使ってしまった場合には「なぜ使ってしまったのだろうか」ということなどを、すなおに話せるようになることが何よりも大事**なのです。

　やめようと試みはじめたからといって、すぐにきっぱりとやめられるとはかぎりません。使いたい気持ちは必ず出てきますし、がんばっているにもかかわらず再使用してしまうことだってあるかもしれません。しかし、失敗はチャンスです。薬物やアルコールの問題に理解のある人に正直に話をし、今後のよりよい対策を考えましょう。うまくいかないからといって、すぐになげやりになる必要はありません。もう一度、トライすればよいのです。失敗があってはじめて、次の対策がとれるわけですし、そこでこれまでの治療の内容を考え直すことができるのです。

第1回
第2回
第3回
第4回
第5回
第6回
第7回
第8回
第9回
第10回
第11回
第12回
第13回
第14回
第15回
第16回
第17回
第18回
第19回
第20回
第21回
第22回
第23回
第24回

Q2 治療をはじめてから、自分の気持ちを正直に話してみてよかったと感じたことがありましたか？

そういうことが〈 あった ・ なかった 〉

（あった場合）具体的な状況：
_____
_____
_____

③ 自助活動とフェローシップ（仲間同士の関係性）

　民間回復支援施設ダルク（DARC）は、当事者が主体となった自助活動をつづけている団体として知られています。ここでいう自助活動とは、「依存症からの回復」という共通テーマを抱えた者同士が集まり、支え合う活動のことです。「ダルク追っかけ調査」は、このダルク利用者のその後の状況を調べるために2016年に始まったプロジェクトです。全国のダルクを利用する約700名の依存症者を追跡して調べています[29]。これまでの追跡調査から、薬物やアルコールをやめている人には、次の3点の共通項があることが明らかになっています。

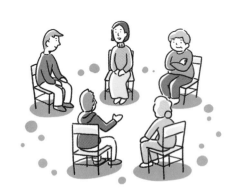

①他のメンバーとの関係性が良好であること
②回復のモデルとなる仲間がいること
③自助グループに定期参加していること

　このような共通項はフェローシップ（仲間同士の関係性）を表していると考えられます。仲間との共同生活を送りながら依存症からの回復を目指すのがダルクでのプログラムです。その仲間（メンバー）との関係性が良好であることで、自分自身を肯定する気持ちやダルクという場所への所属感が高まり、結果として安定した生活が送れるのかもしれません。また、自分の回復のモデルとなるような仲間がいるということも共通していました。10年、20年と長い期間、薬物をやめつづけている人よりも、回復の道を自分より少しだけ先に進んでいる仲間（先行く仲間）との出会いが重要なのかもしれません。依存症から回復するためには、N.A.やA.A.といった自助グループに通いつづけることが重要と考えられています。ダルクを退所した後も、自助グループのミーティングに参加し、自己メンテナンスをつづけることで安定した断薬を維持しているのかもしれません。

●NA JAPAN
（エヌ・エー　ジャパン）
薬物依存者本人のための
自助グループです。

●AA JAPAN
（エー・エー　ジャパン）
アルコール依存者本人のための
自助グループです。

第15回 処方薬と市販薬

薬物依存というと、覚醒剤などの違法薬物を思い浮かべる人が多いかもしれません。しかし、精神科病院を受診している薬物依存症患者の半数近くは、処方薬や市販薬といった「つかまらない乱用薬物」に依存している人たちです。今回は、医薬品の乱用について考えていきましょう。

1 処方薬や市販薬の乱用

ここでは、医薬品の乱用を「決められた用法や用量を守らずに使うこと」と定義します。医薬品は大きくわけて、医師の処方箋に基づいて服用する処方薬と、医師の処方箋なしで薬局・ドラッグストアで購入できる市販薬の二種類があります。処方薬であっても、市販薬であっても、使用する目的、使用する量や回数が決められています。ハイになるために医薬品を使うことは本来の使用目的から外れた使い方であり、医薬品の乱用となります。また、1回に2錠と決められている用量を超えて、10錠、20錠と一度にたくさんの薬を飲むことも医薬品の乱用となります。

では、具体的にどのような医薬品が乱用の対象となっているのでしょうか。全国の精神科病院を対象とした調査によれば、処方薬の

中では、睡眠薬や抗不安薬を乱用し、薬物依存となる方が多いことが明らかになっています[30]。睡眠薬や抗不安薬の中でも、ベンゾジアゼピンとよばれる処方薬が乱用の対象となっています。ベンゾジアゼピンは、脳の興奮を抑え、心を落ち着かせ、不安な気持ちを取り除いたり、眠りにつきやくなったりする作用があります。ベンゾジアゼピンには依存性があります。承認されている範囲内の量であっても、長期間服用するうちに依存症になる可能性があります。また、急な減量や服用を中止することで、さまざまな離脱症状（不眠、不安、頭痛など）があらわれることがあります。

　一方、市販薬は、咳止め、風邪薬、鎮痛薬、鎮静薬が乱用の対象となっています。これらの製品には、覚醒剤と同じように依存性のある脳を興奮させる成分や、麻薬と同じように脳を抑制させる成分が含まれています。依存性のある成分を含んだ市販薬を大量に、繰り返し乱用するうちに市販薬の依存症になる可能性があります。

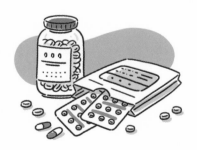

第1回
第2回
第3回
第4回
第5回
第6回
第7回
第8回
第9回
第10回
第11回
第12回
第13回
第14回
第15回
第16回
第17回
第18回
第19回
第20回
第21回
第22回
第23回
第24回

処方薬と市販薬

Q1 あなたはこれまでに処方薬や市販薬を乱用した経験がありますか？　どのような目的で乱用しましたか？

〈　ある　・　ない　〉

目的：_____

_____

② 処方薬や市販薬を乱用してしまう人の特徴

　図❶のグラフを見てください。睡眠薬・抗不安薬に依存する患者さんは、決して「快感」を求めてこれらの処方薬を乱用しているわけではありません。むしろ不眠や不安などの「苦痛をやわらげる」ために使っています。このことは、次の2つのことを意味します。ひとつは、「快感がなくとも、苦痛をやわらげてくれる効果があれば、人は依存症になりうる」ということです。そしてもうひとつは、これらの不眠や不安が、うつ病などの精神障害の症状であり、「そもそも睡眠薬や抗不安薬を乱用した最初のきっかけは、精神科で治療を受けたことであった」というケースが少なくないことです。

　市販薬に依存する患者さんも同じように「人づき合いの緊張をやわらげるため」「不眠症に対処するため」「仕事がつらい時に」のように、自らが抱えるネガティブな感情やストレス、生きづらさに対処するため市販薬の乱用を繰り返している人は少なくありません[31]。

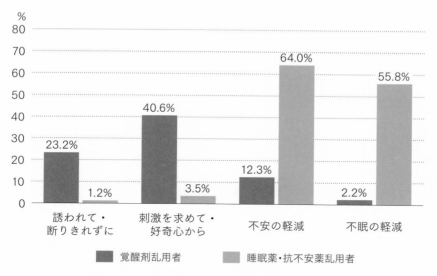

％
80

70

60 .... 64.0%

55.8%

50

40.6%

40

30

23.2%

20

12.3%

10

1.2%   3.5%   2.2%

0

誘われて・   刺激を求めて・   不安の軽減   不眠の軽減
断りきれずに   好奇心から

■ 覚醒剤乱用者   ■ 睡眠薬・抗不安薬乱用者

図❶　睡眠薬・抗不安薬乱用者の薬物使用動機
――覚醒剤乱用者との比較

　もちろん、決められた量や回数を守って服用しているうちは問題ないのですが、「イヤな気持ちをまぎらわせるため」「つらい現実を忘れるため」に医薬品を乱用することは危険です。このような使い方をつづけると、あっという間に薬の量が増え、次第にしらふでいるのがこわくなってきます。また、医師やカウンセラーに自分が抱えている悩みを話さずに、薬を飲むことだけで解決をはかろうとすることも危険です。そのような場合、薬はすぐに効かなくなり、薬の量ばかりが増えていきます。

第1回
第2回
第3回
第4回
第5回
第6回
第7回
第8回
第9回
第10回
第11回
第12回
第13回
第14回
第15回
第16回
第17回
第18回
第19回
第20回
第21回
第22回
第23回
第24回

③ 過量服薬の危険性

　医薬品の乱用は、時に過量服薬（オーバードーズ）を引き起こします。たとえば、ベンゾジアゼピン（睡眠薬や抗不安薬）の過量服薬は、運動失調、低血圧、呼吸抑制、転倒、意識障害などを引き起こします。

　睡眠薬や抗不安薬の過量服薬は、死に直結する危険性があります。第一の危険性は窒息です。現在、治療に用いられている睡眠薬や抗不安薬の多くは、大量に飲んでも呼吸がとまったりしない、比較的安全なものです。しかし、それでも一部の人は、過量服薬により亡くなっています。これは薬の中毒症状によるものというより、昏睡状態のときに胃の内容物を嘔吐し、吐いた物をノドに詰まらせ、窒息で亡くなるケースが多いのです。第二の危険性は、衝動性の高まりです。自殺目的というより「つらい気分を忘れるため」に過量服薬する人がいます。しかし、薬剤で酩酊状態になると、物の考え方や感じ方が投げやりになり、「こんなつらいのをがまんして生きているのはばかばかしい。いっそ死んでしまおう」と、衝動的に自殺を考えはじめてしまうことがあります。しかも、酩酊状態になると、衝動性が高まるだけでなく、「死に対する恐怖感」や「自分の身体を傷つけることの抵抗感」が薄れ、そのまま、首吊りや飛び降りなどの致死的な行動をとってしまう危険性があります。

　過量服薬を防ぐためのヒントがいくつかあります。まずは、薬を溜め込まないことです。あなたの手元にたくさんの医薬品を置いておくことは、依存症のリスクを高めるだけでなく、過量服薬の危険性も増やすことになります。DARCなどの入所施設では、処方薬の乱用や過量服薬を防ぐため、職員が代わりに管理する場合があります。そ

して、薬のことを相談できる人を増やしましょう。もちろん担当医や依存症治療プログラムのスタッフでも結構ですが、薬の専門家である薬剤師に相談するという方法もあります。過量服薬したいイライラした気分で、調剤薬局に薬を受け取りに行ったら、薬剤師がいろいろと話を聞いてくれて、スッキリした気分で帰宅したという患者さんもいるようです。また、LINEやチャットを使ったSNS相談という方法もあります。あなたにとって話がしやすい相談相手や相談方法を見つけてみましょう。

SNS相談等を行っている団体一覧

●特定非営利活動法人 自殺対策支援センターライフリンク

SNSやチャットによる自殺防止の相談を行い、必要に応じて電話や対面による支援や居場所活動等へのつなぎも行う。さまざまな分野の専門家および全国の地域拠点と連携して「生きることの包括的な支援」を行う。

https://www.mhlw.go.jp/stf/seisakunitsuite/bunya/hukushi_kaigo/
seikatsuhogo/jisatsu/soudan_sns.html

 LINE

●特定非営利活動法人 東京メンタルヘルス・スクエア

主要SNS（LINE、Twitter、Facebook）およびウェブチャットから、年齢・性別を問わず相談に応じる。相談内容等から必要に応じて対面相談・電話相談（一般電話回線の他に通話アプリ（LINE、Skype 等）にも対応）および全国の福祉事務所・自立相談支援機関・保健所・精神保健福祉センター・児童相談所・婦人相談所・総合労働相談等の公

第1回
第2回
第3回
第4回
第5回
第6回
第7回
第8回
第9回
第10回
第11回
第12回
第13回
第14回
第15回
第16回
第17回
第18回
第19回
第20回
第21回
第22回
第23回
第24回

的機関やさまざまな分野のNPO団体へつなぎ支援を行う。

 LINE　　 Twitter　　 Facebook　　 チャット

● 特定非営利活動法人 BOND プロジェクト
　10代20代の女性のための LINE 相談

 LINE

④ 処方薬や市販薬の依存症治療のゴール

　処方薬や市販薬に依存している人たちは、何を（どこを）治療の目標とすればよいのでしょうか。覚醒剤などの違法薬物に依存している人の多くが、「薬物使用をやめること」を治療目標として依存症の治療プログラムに取り組んでいます。しかし、処方薬や市販薬に依存している人たちの多くが、不安や不眠といった精神科的な症状や、ネガティブな感情がベースにあるため、医薬品の使用をゼロにすることを

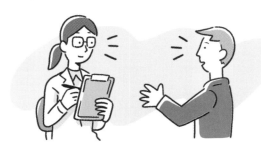

治療のゴールにできず、必要最低限の医薬品を治療のために服用しなければならないケースもあります。このあたりは、それぞれの担当医とじっくり話し合いながら、治療のゴールを一緒に考えていくとよいでしょう。処方薬にせよ、市販薬にせよ、決められた量や回数を守って使うことがきわめて重要です。

Q2	あなたは今後、処方薬や市販薬を安全に使うためにどのような工夫ができそうですか？（乱用経験がない人もお答えください）

_____

_____

_____

Q3	薬の服用以外に、気分を安定させたり、体調を整えたり、睡眠を改善したりするためにどんなことができそうですか？

_____

_____

_____

第1回
第2回
第3回
第4回
第5回
第6回
第7回
第8回
第9回
第10回
第11回
第12回
第13回
第14回
第15回
第16回
第17回
第18回
第19回
第20回
第21回
第22回
第23回
第24回

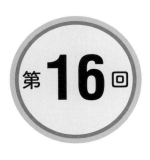

第16回 アルコールによる障害

Q1 あなたは、アルコールや乱用薬物の影響で、身体や脳のはたらきについて何か心配になったことがありますか？

心配になったことが〈　ある　・　ない　〉

どんな事柄でしたか？

_____

_____

　アルコールは、適度に楽しむ場合は気分のリラックスやストレス解消につながるかもしれませんが、度を超すと健康を損なうリスクがあります。薬物をやめようとしている人のなかで、「せめてお酒くらい楽しみたい」と考える人は少なくありませんが、その場合は、アルコールによって新たな健康問題が生じることの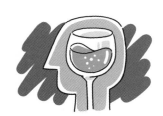ないよう十分気をつけたいものです。今回は、飲酒がもたらす短期的・長期的影響について学び、自分の身体をいたわる方法について考えてみましょう。

① 急性アルコール中毒

　アルコールは脳と身体に作用します。アルコールは脳に作用することにより、快感をもたらします。人間の脳は大きく3つから成り立ち、呼吸や体温調節など生きるための基本的な働きをする「脳幹」、本能をつかさどる「大脳辺縁系」、そして理性をつかさどる「大脳新皮質」があります。

　アルコールはまずこの「大脳新皮質」を麻痺させます。すると、理性が働きにくくなり、本能や感情のままに振る舞いやすくなり、快感がもたらされます。この状態が酩酊状態、すなわち急性アルコール中毒の状態です。怒りっぽくなり口論や暴力の問題がでたり、判断力が低下してけがや事故に巻き込まれやすくなります。飲む量が増え、呼吸などの生命維持の役割をになう「脳幹」まで影響が及ぶと、重症の急性アルコール中毒となり、意識がなくなり、昏睡状態で呼吸ができなくなって死亡することがあります。

　ストロング系チューハイなどに代表されるアルコール度数の高いお酒が危険であるのは、飲みやすさから量が増えると、一気飲みと同じように、重症の急性アルコール中毒が生じやすいからです。

- アルコールは、鎮静作用を持つ薬物
- 脳の神経細胞の働きを抑える

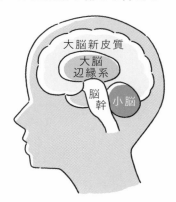

- アルコールが働く順番に脳の機能が抑えられる

第1回
第2回
第3回
第4回
第5回
第6回
第7回
第8回
第9回
第10回
第11回
第12回
第13回
第14回
第15回
第16回
第17回
第18回
第19回
第20回
第21回
第22回
第23回
第24回

❷ 肝臓の病気

　肝臓は、胸とお腹の境目にある大きな臓器です。糖分、脂肪分、タンパク質など多くの物質の合成、分解、代謝、貯蔵に関わっています。また身体にとって有害な物質を分解し、解毒する作用を持っています。アルコールを摂取すると、肝臓で分解処理をするため、毎日の身体の維持に必要な働き以上に、肝臓に負担がかかることになります。

　アルコールを飲み過ぎると、脂肪肝になります。脂肪肝は肝臓の細胞に脂肪がたまる状態で、人によって数日つづけて飲んだだけでなることもあります。脂肪肝になった肝臓は腫れて大きくなり、多くの場合は無症状か、せいぜい疲れやすさを感じる程度です。禁酒すれば数週間で肝臓は正常な状態に回復します。

　脂肪肝になり、さらに飲酒をつづけていると、細胞の炎症が悪化し、アルコール性肝炎の状態になります。そうすると、微熱や食欲低下、疲れやすさが生じます。また、肝臓にたくわえられた脂肪の間に、硬い、糸の塊のような「繊維」物質が増えていきます。そのまま繊維化がすすみ、肝臓がボロボロの状態になり、血液の流れが妨げられ細胞が死んでしまうと、今度は肝臓が硬くなって、小さくなります。この状態を肝硬変と言います。肝硬変では疲れやすい、食欲がなくなる、黄疸（目の白目のところ、皮膚が黄色に変色する）、腹水（お腹に水がたまる）、浮腫（手足のむくみ）が出現します。肝硬変になるとアルコールの摂取をやめても、肝臓は完全には元に戻りません。肝硬変では完全にアルコールを断ちながら、栄養バランスのとれた食事を行い、無理なく適度な運動をして、規則正しい睡眠をとることが必要となります。じっくりと肝臓の機能が回復するのを待つしかありません。

③ 心臓・循環器の病気

　飲酒量が多いほど血圧が上がる傾向にあります。血圧が上昇してもすぐには影響ありませんが、毎日つづく高血圧は動脈硬化の危険因子となります。

　大量のアルコールは心臓に作用し、心臓の筋肉の収縮力を低下させます。心臓の筋肉が痛めつけられ、「伸びきったボロボロのゴムひも」のようになった状態になると心筋症と呼ばれ、動悸、息切れ、胸の痛み、立ちくらみが症状として出現します。不整脈による突然死の原因となります。

④ すい臓の病気

　アルコールによって肝臓と同じようにすい臓の細胞も障害を受けます。すい臓の細胞にダメージが加わる状態でいると、すい炎を起こします。すい炎は急性のものと慢性のものがあり、急性すい炎は腹部の痛みと吐き気がみられ、熱っぽさや食欲が減るのが症状で、重症だと意識を失うこともあります。治療は食事を禁止し、痛み止め、タンパク分解酵素の薬を飲むことが必要で、入院治療だけでなく、手術が必要になる場合があります。慢性すい炎は過剰にかつ長期間アルコールを飲む（5年以上、400g／月）人が特になりやすい病気です。すい臓はインスリンを分泌する器官でもあるために、すい炎でインスリンが分泌できなくなると糖尿病になります。治療は痛み止め、タンパク分解酵素、インスリンの薬を飲むことが必要です。すい炎になると命に関わるため、断酒が勧められます。

第1回
第2回
第3回
第4回
第5回
第6回
第7回
第8回
第9回
第10回
第11回
第12回
第13回
第14回
第15回
第16回
第17回
第18回
第19回
第20回
第21回
第22回
第23回
第24回

⑤ 脳の病気

　アルコールを過剰に飲む人は食事をとらないために栄養不良になってしまいます。また、アルコールが体内で分解、解毒されるためにビタミンB1が必要となるため、食事をとらずにアルコールを過剰に飲む人はビタミンB1不足が起こります。その結果、意識がもうろうとし、まっすぐに歩けなくなるといった脳に深刻な障害が生じることを、ウェルニッケ脳症と呼びます。

　治療を受けると改善する場合もありますが、後遺症が残りやすく、記憶の障害がつづき、時間や場所、人物がわからないままの状態になると、コルサコフ症候群と呼びます。

⑥ 口腔内の病気

　アルコールの使用は口腔内の環境に変化をもたらさないといわれています。しかし、飲み過ぎると、利尿作用によって脱水となったり、歯を磨くことを忘れたりするため、口腔内が乾燥したり、不衛生になったりして、虫歯や歯周病になりやすくなります。次に述べますが、口腔がんの発症にもアルコールは関係しています。

⑦ アルコールとがん、喫煙との関係

　アルコールは身体に摂取されると、アルコールを分解する酵素によりアセトアルデヒドに変化します。アセトアルデヒドが酵素により分

解されて初めて人体に無害な物質となります。日本人は分解酵素の働きが弱い人が多く、約半数は少量の飲酒後に顔が赤くなる・動悸・頭痛などの反応を起こします。

　アルコールとアセトアルデヒドはともに発がん性があり、これらを分解する酵素の働きが弱いと口の中（口腔）、喉の部分（咽頭）、喉の奥（喉頭）、食道での発がんリスクが特に高くなります。他にも乳がん、大腸がん、肝臓がんにかかるリスクが高くなることが知られています。

　また、飲酒と喫煙は、がんのリスクに関して相乗的に影響を及ぼします。飲酒と喫煙の習慣がある人は、飲酒あるいは喫煙のみの習慣がある人と比べて、口腔、咽頭、喉頭、食道のがんを発症するリスクが、はるかに高くなります。身体の健康からいえば、アルコールと同時にタバコもやめることをおすすめします。

　アルコールをやめることで、身体的な問題は改善することもあります。しかし、一度改善しても再飲酒によって容易にアルコールによる健康問題は再発し、進行しつづけます。がんについていえば、アルコールをやめることでがんのリスクはある程度低くなりますが、飲まない人と比べるとがんのリスクは高いままです。普段からアルコールを飲む人は、体調の変化があれば早めに医療機関に相談し、検査を受けることをおすすめします。アルコールをやめた後も早期発見のために定期的な健康診断を受けるようにしましょう。

第1回
第2回
第3回
第4回
第5回
第6回
第7回
第8回
第9回
第10回
第11回
第12回
第13回
第14回
第15回
第16回
第17回
第18回
第19回
第20回
第21回
第22回
第23回
第24回

Q2 身体や脳の健康のためにこれからどんなことができそうですか？

メ モ

第17回 再発を防ぐには

　依存症から回復していくなかで「再発」することがあります。この再発とは、いったいどういう状態をさしていて、再使用と何が違っているのでしょうか。また、再発を避けるためにはどんなことが役立つのでしょうか。今回はこれらのことについて学んでいきたいと思います。

① 再発とは何でしょうか？

　再発とは、再び薬物やアルコールを使ってしまうこと（再使用）ではありません。**再発とは、再使用をつづけた結果、薬物やアルコールの使い方が治療を始める前の元の状態に戻ってしまうことです。**一度再使用したからといって、それで再発したとはいえません。一度または数回再使用したときに何も対処せず、そのまま使用を繰り返すことで徐々に再発してしまうのです。

　再発を防ぐための方法としては、まず、再使用のサインに気づくことがあげられます。再使用の多くは突然起きるものではなく、よくよく注意してみると、何かしらの予兆があることが多いのです。そのサインにいちはやく気づけるようになることで、薬物やアルコールの再使用にいたる前に、歯止めをかけることができます。再使用の一歩手前の特徴を、行動（依存症的行動）と思考（依存症的思考）、感情

（感情のうっ積）の３つに分けて、それぞれ見ていきましょう。

② 依存症的な行動とは？

　薬物やアルコールの使用に伴う行動、使用していたときに見られた**行動を依存症的な行動**といいます。薬物やアルコールを使っているときの生活を思い出してみてください。昼夜逆転していたり、約束をすっぽかしたり、借金をしたり、だらしない生活を送ったりしていませんでしたか。その他にも、薬物を手に入れるために、あるいは、使っていることを隠すためにしていたことはありませんか。**嘘をつくこと、盗むこと、不誠実であること、何かに没頭しやすい**ことなども、薬物やアルコール使用時に見られる行動、つまり、依存症的な行動の典型例です。まだ再使用はしていないとしても、生活パターンや行動が使っていたころのように乱れはじめてきたとき（つまり、依存症的な行動が出はじめたとき）は、「危険な状況」におちいっていると考えてください。

☐ 学校や仕事をやすむこと　　　　　☐ 嘘をつくこと

☐ 盗みをすること　　　　　　　　　☐ 金づかいが荒くなること

☐ 通院や服薬をしなくなること　　　☐ 昼夜逆転

☐ 人づき合いが、薬物やアルコールと関係する人ばかりになること

☐ 無責任なふるまいをすること（家族や仕事上の約束をはたさないこと）

☐ 信頼できないふるまいをすること（約束に遅れる、約束を破ること、など）

第1回
第2回
第3回
第4回
第5回
第6回
第7回
第8回
第9回
第10回
第11回
第12回
第13回
第14回
第15回
第16回
第17回
第18回
第19回
第20回
第21回
第22回
第23回
第24回

□ 健康や身だしなみに注意しないこと（汚れた服を着ること、運動をやめること、食事がかたよったり不規則になること、不潔な状態でいること、など）

□ 衝動的にふるまうこと（先のことを考えることなく行動する）

□ 仕事の習慣をかえること（働く時間が増える／減る、全く働かなくなる、新しい仕事をする、働く時間帯をかえる、など）

□ ものごとに興味をなくすこと（余暇活動、家庭生活、など）

□ 孤独になること（大部分の時間をひとりきりで過ごすこと）

□ 細かいことにこだわりすぎてしまうこと

③ 依存症的な思考とは？

　薬物やアルコールを使っていたときの物の考え方はどうだったでしょうか。たとえば、「**一杯だけだから**」「**まわりの奴もやってるんだから**」「**一度くらいかまわないだろう**」「**俺はそこまで使っていないし、いつでもやめられるから大丈夫**」といったような考えはありませんでしたか。ようするに、**薬物やアルコールを使ってもかまわないだろうと、使うことを正当化する考え**を「**依存症的思考**」といいます（A. A.（アルコホリクス・アノニマス）では、こうした考えを『くさい考え（Stinking think-ing)』と呼んでいます）。

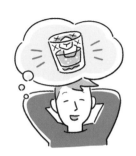

□ たまたま売人・飲み仲間に声をかけられたから仕方ない。

□ 歯が痛い。この痛みを忘れるには使う・飲むしかない。

□ 離脱症状がつらい。使えば楽になる。

□ まわりのやつは、どうせ「使ってる・飲んでる」だろうと自分を疑ってる。だったら別に使ったって同じ。

□ やめたいときにはいつでもやめられる。

□ 今ならうまく使える気がする。

□ 今日だけ、自分にご褒美をあげてもいい。

□ みんな使ってる・飲んでるから。

□ やせるためには使う・飲むしかない。

第1回
第2回
第3回
第4回
第5回
第6回
第7回
第8回
第9回
第10回
第11回
第12回
第13回
第14回
第15回
第16回
第17回
第18回
第19回
第20回
第21回
第22回
第23回
第24回

④ 感情のうっ積とは？

「感情のうっ積」とは、心の中にわだかまった感情や、あなたを悩ませる強い感情のことをいいます。退屈、不安、性的な欲求不満、イライラ、うつなどが代表的なものです。こうした感情の背景には、薬物やアルコールに対する無意識の欲求があることも多いようです。こうした感情状態がつづくと、薬物やアルコールに手をだしてしまいやすく、注意すべき状態です。

☐ 退屈　　　　　　☐ 不安　　　　　　☐ 欲求不満

☐ イライラ　　　　☐ うつ　　　　　　☐ 自信をなくす

☐ あせり　　　　　☐ 無力感　　　　　☐ 悲しい

☐ 緊張　　　　　　☐ ねたましい　　　☐ 孤独・寂しい

☐ 疲れ　　　　　　☐ 罪悪感　　　　　☐ 高揚した気分

☐ 幸福　　　　　　☐ 怒り　　　　　　☐ 気合・やる気

☐ リラックス　　　☐ 恥ずかしい

☐ 敗北感・打ち負かされた気分

☐ 自分が邪魔ものに思えたり、いないほうがいいかなと思う気持ち

☐ 人から見捨てられた感じ　　　☐ 気が大きくなった感じ

☐ プレッシャーをかけられた感じ　☐ 落ち着かない気分

Q1 さまざまな再発のサインのなかで、あなたの場合は、特にどんな行動・思考・感情が出始めたら、要注意だと思いますか？

_____

_____

_____

_____

_____

_____

第1回
第2回
第3回
第4回
第5回
第6回
第7回
第8回
第9回
第10回
第11回
第12回
第13回
第14回
第15回
第16回
第17回
第18回
第19回
第20回
第21回
第22回
第23回
第24回

　「依存症的な行動」「依存症的な思考」「感情のうっ積」が出てきているということは、そのまま放っておくと再使用にいたってしまいやすいということです。

　薬物やアルコールの再使用は、ある日突然起きるのではなく、生活のささいな乱れや小さな嘘がつみかさなって、少しずつ時間をかけて準備されます。もしも、しばらくの間がんばってやめていたけれど、その後、再使用してしまったという経験を持つ人がいたら、そのときのことを思いだしてみてください。再使用の少し前から、決まった予定をさぼりがちになったり、都合の悪いことをごまかすことが増えたり、投げやりな気持ちになったり、行動や気持ちの面で何らかの変化が生じていたのではないでしょうか？

Q2 こうした危険なサインに気づいたら、あなたはどのようなことができそうですか？

例 援助スタッフに相談する、A.A. やN.A. のミーティングに行く、仲間に電話する、好きなものを食べる、体を動かす、寝るなど

_____

_____

_____

_____

_____

_____

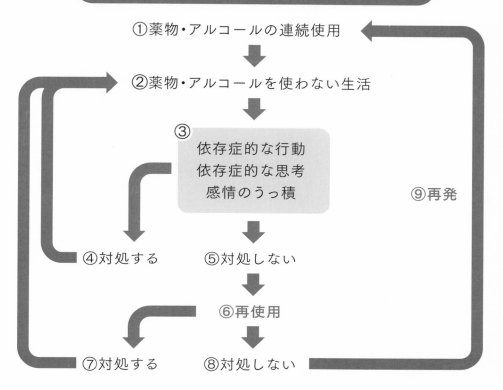

依存症からの回復における再使用と再発

①薬物・アルコールの連続使用

②薬物・アルコールを使わない生活

③
依存症的な行動
依存症的な思考
感情のうっ積

⑨再発

④対処する　⑤対処しない

⑥再使用

⑦対処する　⑧対処しない

　再使用しないようがんばっていても使ってしまうことがあると思います。そんなときは、決して自分を責めたり、「一回も百回も同じことだ」などと自暴自棄になったりしないでください。その代わりに、再使用した時こそ治療プログラムや自助グループに参加して、信頼できる支援者やともに回復をめざす仲間と正直に話し合いましょう。そうすることで、再使用から再発にいたる流れを食い止めることができる可能性が高まります。

コラム

「再発」に関する2つの考え方

　依存症の領域では、再発という言葉が2つの意味合いで使われています。ひとつは、薬物使用をやめていた人が再び薬物を使用する前に起きてくるさまざまな特徴や変化、という意味です。従来のSMARPPでは、この意味で再発という言葉を使っていました。この場合、再発が再使用の前にあって、再発したまま何も対処しないでいると、やがて再使用にいたるということになります。自助グループのメンバーにとってはこの意味での再発、つまり、「再使用の前にすでに再発は始まっている」という考え方が馴染み深いのではないでしょうか。

　一方で、再発にはもうひとつの意味合いがあります。それは、薬物を再

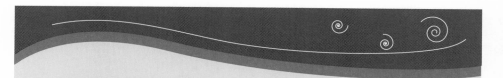

使用した人が、その後何も対処をしないで再使用をつづけた結果、元の薬物使用状況に戻ってしまうこと、という意味です。この場合の再発は、再使用の後に生じるということになります。マーラット博士らが提唱した認知行動モデルに基づくリラプス・プリベンションでは、この意味合いで再発という言葉が使われています。

　SMARPPに参加しているメンバーのなかには、再使用したときに自己嫌悪の気持ちにおそわれたり自暴自棄になったりして、そのことが原因で深刻な薬物使用状況にいたってしまう人がいます。そこで、再使用してしまったからといってやけにならず、そのことを治療のなかで丁寧にとりあつかうことで再発を防止し、再使用の害を最小限にとどめることの重要性を強調したいという思いから、今回の改訂では後者の意味合いで再発という言葉を使うことにしました。

再発を防ぐには

第18回 再使用の正当化

　なぜ、薬物やアルコールを使っていた人は、「もうやめた。二度と使わない」と自分で誓ったのに、ふたたび使ってしまうことがあるのでしょうか？　再使用を防ぐためのコツはあるのでしょうか？

1 再使用の正当化とは？

　ネズミの実験を思い出してください。「もう覚醒剤はやめよう」と決心しても、脳は薬物やアルコールの快楽を記憶していて、何とかして手に入れようとします。あなたが苦しく、つらいきもちを抱えていればいるほど、脳は強烈に薬物やアルコールを求めるでしょう。そして、薬物を欲しがる脳は、さまざまないいわけや理由を考え出し、あなたをたくみにそそのかします。薬物やアルコールを好む脳は、どのような上手ないいわけや理由であなたを誘惑してくるのか、そしてその誘惑を断ち切り、再使用にいたらないためには、どのようにしたらよいかを考えてみましょう。

② アクシデントや 他の人のせいで……

あなたは、心の中で次のようなことをつぶやいたことはありませんか？

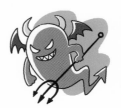

①あいつがクスリをくれるっていうんだし、断わりようがなかったんだから仕方ない。

②昔の友達が久しぶりに電話をしてきた。今日は一緒に飲みに行こうといわれて、つい……。

③たまたま戸棚や引き出しをあけたら、そこに「ネタ（アルコール）」があったんだ……。

④出かけたらたまたま売人に声をかけられて……。

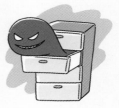

⑤一緒に飲もう（使おう）と誘われたから……。

再使用の正当化

③ 破滅的な出来事

めったに起こらないような、しかし、もしそれが起きたら大変で、薬物やアルコールをまた使う理由になりそうな出来事はありませんか？それはどのような出来事でしょうか？　薬物やアルコールを使うと、その状況からうまく脱けだしたり、対処したりすることができるのでしょうか？

①恋人から「別れよう」と言われた。浮気をされた。すごく

ショックだ。とてもしらふじゃいられない。

②急に歯が痛くなった。けがをした。この痛みを忘れたい！

③仕事をクビだといわれた。がんばってい

たのに、なんで？

④大きな失敗をしてしまった。大切な人を

失った。もうだめだ……。

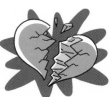

④ うつ、怒り、寂しさ、恐れ

ゆううつ、怒り、寂しさ、恐れなどを感じた時に、薬物やアルコールを使って気晴らしをしていませんでしたか？　しかし、それは、薬物やアルコールを使うことで解決するのでしょうか？　もしも、薬物やアルコールを欲しがるあなたの脳が次のようにいってきたら、どうしますか？

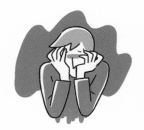

①ゆううつな気持ちだ。落ち込んでいる。気晴らしに使おうか……。
②病状がつらい。薬物やアルコールでも使わないとやっていられない。
③寂しくて、寂しくて、たまらない。
④とても怖くて、不安だ。楽になりたい。
⑤まわりのやつは、どうせまた使っているんだろうと自分のことをうたがっているんだ。だったら別に使ったって同じだろう。

第1回
第2回
第3回
第4回
第5回
第6回
第7回
第8回
第9回
第10回
第11回
第12回
第13回
第14回
第15回
第16回
第17回
第18回
第19回
第20回
第21回
第22回
第23回
第24回

再使用の正当化

⑤ 薬物やアルコールの問題は もう大丈夫

　薬物やアルコールの問題は完治するものではなく、回復のための取り組みは、一生つづけていかなければなりません。しかし、多くの人はこの考えをなかなか受け入れられないようです。ですから、しばらく薬物やアルコールをやめていると、「もう問題はない」と考えたがる傾向があります。

　薬物やアルコールを欲しがる脳が、あなたに対して、「一度だけ使ってみよう」「ちょっとだけ使ってみよう」「この程度ならば依存症ではない」とささやいたことはありませんか？

---

①やめたい時にはいつでもやめられるはず。

②しばらくやめていたのだから、もう治っただろう。

③もうむちゃな使い方はしない。少し使うだけ、一回使うだけだから、大丈夫だ。

④自分の薬物やアルコールの問題は、たいしてひどくはない。

---

⑥ 自分を試す

あなたは、「薬物やアルコールには負けない」「俺の意志は強い」ということを証明しようとしたことはありますか？

『クリーンでありつづけるためには、強くあるよりも、賢くあることが重要なのだ』ということを、忘れてしまう人は、案外多いものです。忘れないでください。強くある必要はないのです。しかし、賢さを身につけ、実践するというのはむずかしいことです。あなたは次のように考えたことがありますか？

---

①問題が生じても避けることができるはずだ。

②誘惑があっても、きっぱり "no" といえるはず。試したっていい。

③昔のクスリ仲間が周りにいても、自分はもう大丈夫。

④薬物やアルコールをやめてしばらくたつが、また使ったらどんなふうになるんだろう。今ならうまく使える気がする。

第1回
第2回
第3回
第4回
第5回
第6回
第7回
第8回
第9回
第10回
第11回
第12回
第13回
第14回
第15回
第16回
第17回
第18回
第19回
第20回
第21回
第22回
第23回
第24回

再使用の正当化

7 お祝い

薬物やアルコールを欲しがる脳が、あるいは周囲の人たちが、次のようなことをすすめてくるかもしれません。

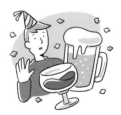

①今日はとてもいい気分だ。一度くらい使ってもいいだろう。一度ぐらい使ってもたいしたことがないはず。

②今までずっとがんばってやめてきた。今日だけだから、少しは自分にご褒美をあげたっていいだろう。

③今日は特別なお祝いの日だ。みんなといっしょに飲まないわけにはいかないだろう。

⑧ あれこれと理由をつけて……

　薬物やアルコールを欲しがる脳が、あなたに、「〜を達成するために
は薬物やアルコールが必要だ」とささやいてくる、という経験はあり
ませんか？　次の例をみてください。

---

①最近太ってきた。やせるためには、また薬物をやるしかない。
②やる気が出ない。一杯飲めば（一回使えば）気力がわくはず。
③人と会うのは緊張する。楽に人に会うためには、薬物やアル
　コールが必要だ。
④禁断症状がつらい。不眠や幻聴がつらい。飲めば（使えば）
　楽になるはず……。
⑤薬物なしでセックスするなんて……。

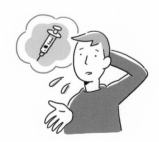

再使用の正当化

第1回
第2回
第3回
第4回
第5回
第6回
第7回
第8回
第9回
第10回
第11回
第12回
第13回
第14回
第15回
第16回
第17回
第18回
第19回
第20回
第21回
第22回
第23回
第24回

Q1 あなたは、上にあげたような正当化（いいわけ）を自分にしたことがありませんか？　具体的にどのようないいわけをよくしていたか、書いてみてください。

Q2 上にあげたような正当化（いいわけ）がでてきたら、どんなことができそうですか？

メ モ

再使用の正当化

第19回 食行動と性的行動

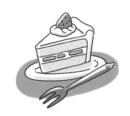

　食事をとることや性的な行動は人が生きていく
うえで基本となる大切なものですが、薬物・アル
コールに依存している人のなかには、薬物・アル
コール使用と食行動や性的行動が密接に結びつい
ていることが少なくありません。生きていくため
に必要な行動が薬物・アルコール使用の引き金になっている場合や薬
物・アルコール使用が食行動や性的行動の変化につながる場合があり
ます。人が生きていくためにとても重要な食行動・性的行動だからこ
そ、回復のためには薬物・アルコール使用とのつながりについて考え
ることがとても大切です。ぜひ、この機会に振り返ってみましょう。

1 薬物・アルコールの問題と食行動

　覚醒剤やアルコールなどの依存性物質を乱用している人は、しばし
ば「食べること」に関する問題を伴うことがあります。
　女性の覚醒剤依存症患者の約20〜37％に摂食障害が認められ、
男性の場合でも、3〜5％に摂食障害がみられます。また、30歳未
満の女性のアルコール依存症患者の場合では、なんと73％に摂食障
害が合併していたという報告もあります。

このような、薬物・アルコールの問題と摂食障害の両方を抱える人の場合、もともと、「やせる目的」から薬物やアルコールを乱用していたという方が少なくありません。ある種の薬物は食欲をおさえて一時的に体重を減少させてくれますし、アルコールをたくさん飲むと、過食した後に嘔吐しやすくなります。また、薬物・アルコールにハマッているときには、食事のことを考えないでよくなりますから、結果的にやせることもたしかです。

　しかし、薬物・アルコールを使っている人が、それらの使用をやめると、今度は反動で食欲が増え、暇があれば食べているという過食状態におちいってしまいます。とくに、覚醒剤の場合には、薬物中断後に過食がひどくなることがあります。そうなると、「太ったらどうしよう!?」という不安が高まり、自分で食べた物を吐いてしまったり、下剤を乱用したりするのがとまらなくなります。そして、そうした行動をしてしまったことの自己嫌悪から落ち込んだ気分になったり、さらには、ふたたび薬物やアルコールを使ってしまったりします。

摂食障害

こころの健康が障害された状態のひとつで、大きく分けて2種類あります。

①正常体重と比べて極端に痩せていても、自分のことを「太っている」と感じてしまい、もっと痩せようと努力するタイプ（神経性やせ症）。

②むちゃ食いを自分で止めることができず、何度もくり返してしまうタイプ。過食による体重や体型の変化を気にして食後に吐いたり、下剤を使ったりして何とか体重を減らそうとすることもあります（神経性過食症）。

Q1

あなたはダイエット目的にアルコールや薬物を使ったことはありますか？　また、アルコールや薬物を使っているうちに、それらの「切れ目」に「むちゃ食い」するようになるなど、食行動に変化があらわれたことはありませんか？

ダイエット目的に使ったことが〈　ある　・　ない　〉

切れ目にむちゃ食いしたことが〈　ある　・　ない　〉

その他の食行動の変化：_____

薬物・アルコールの使用も、食行動の異常もともに、一度はじまってしまうと自分でコントロールできなくなり、じわじわと自分の体と生活をむしばんでいきます。しかし、薬物・アルコールをやめるのに精いっぱいの時期に、食事量や体重までコントロールしようというのは、さすがに無理があります。多くの場合、食事のコントロールに失敗するどころか、ふたたびアルコールや薬物を使うようになってしまうことが多いのです。

アルコール・薬物問題と食行動の両方の問題を抱えている方は、**まずは薬物・アルコールをやめることを優先しましょう**。薬物やアルコールをやめはじめると、最初は体重が増加してしまうことも多いです。欲求をおさえるために、甘いものを口にすることも増えるかもしれません。しかし、過食となっても、食事量をきびしく制限したり、吐いたり、下剤を使ったりしないでください。拒食であれ、過食であれ、一番早く治る方法は「**三度の食事をきちんと食べること**」なのです。自助グループ（薬物の場合のN.A.と同じように、むちゃ食いの方にはO.A.があります）に参加しつつ、医療機関を利用し、**薬物やアルコールをやめているうちに、少しずつ摂食障害の症状もよくなってきます**。

> ## Q2 より健康な食生活のために今後どんな工夫ができそうですか？
>
> _____
>
> _____
>
> _____
>
> _____

第1回
第2回
第3回
第4回
第5回
第6回
第7回
第8回
第9回
第10回
第11回
第12回
第13回
第14回
第15回
第16回
第17回
第18回
第19回
第20回
第21回
第22回
第23回
第24回

② 性的行動と回復

　薬物は、セックス・ドラッグとして使われることが少なくありません。また、アルコールも相手と親密になるために使われることがあるでしょう。このように、薬物やアルコールの使用が性的行動と関連している場合、性の問題について考えることは、回復にとって大切なテーマとなります。性的行動は、大まかに次の2種類に分けられます。

(1) 親密な関係の性的行動

　親密な感情や愛情にもとづく性的活動です。こうした性的活動はとても有意義で、大切なコミュニケーションの一つです。

(2) 衝動的な(一時的な感情による)性的行動

　もう一つは、衝動的な性的行動です。こうした性的行動の相手は、たいていの場合、親密な関係の人ではありません。その場限りの関係であったり、思いやりのない扱いになりがちです。薬物やアルコールを使っているときは、どうしてもこうした性的行動になりやすいものです。

　相手との関係だけが問題なのではありません。たとえば、アダルト雑誌や動画をみながら長時間マスターベーションに耽ったりすることなども、同じ種類の性的行動といえます。こうした現象は、とくに覚醒剤などの薬物乱用者ではよくみられるものです。実際、覚醒剤を使っているときに、アダルト動画をみながら、数時間にわたってずっとマスターベーションをしていた、という話はよく耳にします。

Q3 これまでに、性的行動と薬物（アルコール）使用の結びつきはありましたか？

　　あった人は、自分の性的行動と薬物・アルコール使用の結びつきがより安全になるために、今後どんな工夫ができると思いますか？

結びつきが〈　ある　・　ない　〉

今後の工夫：相手／場所／自分の守り方／断り方／状況／出会い方などについて考えてみましょう。

_____

_____

_____

＊この質問は発言・記入しなくてもかまいません。自分のなかで考えてみましょう。

　衝動的な性的行動をしたことがある人は、それが、薬物・アルコール使用と密接に関係する依存症的行動であるかどうかを、振り返ってみる必要があります。これらの行動は、配偶者やパートナーに対する裏切りなど、「嘘」を伴うことも多く、それ自体が再使用につながる「**依存症的行動**」です。健康的なライフスタイルとは異なる行動だということを覚えていてください。

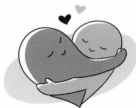

第1回
第2回
第3回
第4回
第5回
第6回
第7回
第8回
第9回
第10回
第11回
第12回
第13回
第14回
第15回
第16回
第17回
第18回
第19回
第20回
第21回
第22回
第23回
第24回

第20回 あなたを傷つける人間関係

　薬物やアルコールの問題を抱えている人のなかには、自分に自信が持てず、「自分を好きになれない」「自分を大切にできない」という特徴が見られる人が少なくありません。そして、そのような「自分を大切にできない」傾向を持つ人は、自分を傷つけるような人間関係に巻き込まれやすく、なかなかそこから抜け出すことができなくなってしまいます。その結果、ますます自信を失い、自分のことが嫌いになってしまうという悪循環におちいってしまいがちです。

　今回は、薬物やアルコールの問題を抱えた人によくみられる人間関係についてとりあげます。自分を傷つける関係性には、大きく分けて「否定される関係性」と「支配される関係性」という2つのタイプがあります。

1 否定される関係性

　否定される関係性は、日常生活での身近な人との関係のなかにひそんでいます。たとえば、職場の上司との関係のなかで、「毎日のように頭ごなしの叱責をされる」「いつもダメ出しをされる」というのがこれにあ

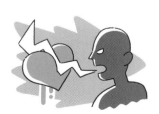

たります。また、家族や恋人、友人から、「バカ」「グズ」「デブ」と
いった、自分の能力や容姿を否定する言葉を浴びせられる体験、ある
いは、仕事上の議論の場で意見をいうと、きまって「おまえは黙って
いろ」と自分の発言が否定され、反論されるという体験も否定される
関係性といえるでしょう。

　それから、暴力をふるうパートナーとの関係、いつも自分の都合で
性的行動を求めてくるパートナー、あるいは、生活費を渡さないなど
金銭的な不自由を強いてくるパートナーとの関係も、否定される関係
性となりえます。これらはいずれも、あなたに「自分の存在を軽んじ
られた」と感じさせ、自分の価値について疑問を抱かせるでしょう。

　否定される関係性は、自分でも気づかないうちにあなたの心をうち
のめします。「自分はダメな人間だ」とか、「すべては私が悪いのだ」
などと、いつしか「自分で自分のことを否定的にとらえる」ようにな
ります。こうした人との人間関係をつづけることは、それ自体が自分
を傷つける行為ともいえます。このような状況が長くなると、どうし
ても物の考え方がなげやりになり、回復のためのプログラムに取り組
む意欲がでてこなくなるでしょう。

Q1 あなたはこれまで、誰かと「否定される関係性」にあったことがありますか？

〈　はい　・　いいえ　〉

それは誰とのどんな関係ですか？

_____

_____

第1回
第2回
第3回
第4回
第5回
第6回
第7回
第8回
第9回
第10回
第11回
第12回
第13回
第14回
第15回
第16回
第17回
第18回
第19回
第20回
第21回
第22回
第23回
第24回

② 支配される関係性①

　支配される関係性とは、相手のいいなりにさせられたり、束縛されるような関係を言います。たとえば、恋人と何かの話題について話し合っていたときに、相手の意見に対して「ちょっと違うんじゃないかな」と自分の意見を述べたとします。そうすると、相手はとたんに不機嫌となり、あなたが自分の意見に同意するまで、あなたを理屈でねじ伏せようとする、というような場面はないでしょうか。このときあなたが感じるのは、単に自分を否定されるだけでなく、相手に全面的に降参し、屈服させられる感覚ではないでしょうか？　このような関係性のことを「**支配される関係性**」といいます。

　支配してくる相手は、嫉妬深く、束縛が強い人が多いようです。たとえば、あなたが職場の仲間との宴会に出席することを好まず、同性の友人と食事に出かけることにも難色を示します。それだけでなく、あなたが仕事を持って、あなたがいろいろな人と知り合う機会を持ったり、経済的に自立したりするのを嫌がります。

　もしかすると、あなたは相手の嫉妬や束縛に、「自分は愛されている」と誤解しているかもしれません。あるいは、「自分しかこの人を救えない」「自分が一生面倒みてあげるしかない」と決意する場合もあるでしょう。

　でも、それはとても不健康な関係性です。相手の束縛や支配は必ず脅しや暴言、ときには暴力を引き起こし、あなたは、相手の顔色をうかがってびくびくして生活するようになってしまいます。

❸ 支配される関係性②

支配される関係性は、表向きはやさしく善意に
みちたように見える人との間にも生じます。たと
えば、親切なふりをして、あなたの髪型や服装に
あれこれと細かな注文や助言をする人、食べ物や
音楽の好みに口出しする人、仕事や健康上の問題、
恋愛や結婚のことを過度に心配する人がいます。お決まりの口ぐせは、
「**あなたのためを思って、言っている**」です。

　こうした善意の干渉はやっかいです。それを拒めば、あなたは理不
尽な罪悪感を抱かされるでしょうし、受け入れれば受け入れたで、文
字通り「**真綿で首を絞められる**」ように束縛されていきます。

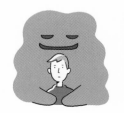

Q2 あなたはこれまで、誰かと「支配される関係性」にあっ
たことがありますか？

〈　はい　・　いいえ　〉

それは誰とのどんな関係ですか？

_____

_____

④ 自分を傷つける関係性と回復

　自分を傷つける関係性は、あなたの依存症からの回復を遅らせます。なぜなら、そうした人間関係は精神的な負担となるだけではなく、あなたを嘘つきにするからです。正直に話したら叱られる、非難される、相手を怒らせてしまう、暴力をふるわれるという不安が、あなたが「ありのままの気持ち」を表現することにブレーキをかけます。その結果、あなたは**小さな嘘**を積み重ねていかなければならなくなるわけです。

　忘れないでください。依存症的行動として最も多く見られる行動は、「**嘘をつく**」というものです。嘘をつかないと維持できないような相手との関係は、安全で安心できる関係性ではありません。そのような関係のなかでは、人は、「**つかのまの安心感**」を瞬時に与えてくれる薬物やアルコールを必要としやすくなります。

　もちろん、「誰に対してもいつも正直でいましょう」などというつもりはありません。実際、嘘は、あなた自身が身の安全や立場を守るのに役立つことがあります（たとえば、「正直に話したら殴られる」といった状況は、嘘をついてでも避けるべきです）。

　1カ所だけでよいのです。依存症から回復するためには、世界中で少なくとも1カ所は「**ここだけでは正直になれる**」「**自分のことを話せる**」という場所が必要なのです。それは薬物の話だけではなく、自分が抱えているつらい人間関係のことについても話せる場所である必要があります。せめて医療機関やリハビリ施設、自助グループは、そのような「正直になれる場所」であってほしいものです。

Q3 あなたの回復を助けてくれるような人間関係とはどんな関係ですか？

_____

_____

_____

_____

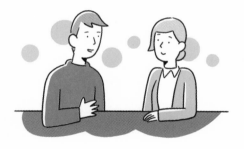

第21回 お互いを大事にするためのコミュニケーション

　私たちは、日々の生活の中で、大小さまざまなストレスを感じています。なかでも、「人間関係」に関連するストレスを抱えている人は多く、たとえば、働く人が感じるストレスとしては「人間関係」が最も多いことが示されています。こうした人づき合いにまつわるストレスは、薬物やアルコールを使う引き金になることがあります。また、友人やパートナーとのつき合いの中で、薬物やアルコールを使っている人もいることでしょう。今回は、薬物やアルコールの使用とも関連が深い、人づき合いやコミュニケーションについて取り上げます。

Q1 あなたは、人間関係によるストレスが引き金となって薬物やアルコールを使用した経験はありますか？　どのような人間関係のストレスでしたか？

_____

_____

_____

_____

1 コミュニケーションのタイプ

（1）「押しすぎ」タイプ（「攻撃的」タイプ）

　「押しすぎ」タイプは、たとえばお店で頼んだ
料理がなかなか出てこないような場面では、「ずっ
と待たされてるんですけど！　すぐに持ってきて
ください！」と不満を伝えます。はっきりと自己
主張し、自分の言い分を伝えるという側面はあり
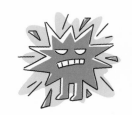
ますが、時に、自分の意見を相手に押しつけたり、相手の言い分や気
持ちを軽視したりする場合があるコミュニケーション・スタイルです。

（2）「引きすぎ」タイプ（「受動的」タイプ）

　「引きすぎ」タイプは、お店で頼んだ料理がなかなか出てこないと
き、忙しいのかなとか、急かしたら嫌がられるかな、などと考えたり
しながら、黙ってそのまま待ちつづけます。相手に配慮するという側
面はあるのですが、遠慮しすぎて自分の気持ち
や考えを十分伝えることができないコミュニ
ケーション・スタイルです。言えなかった気持
ちは、もやもやとした不満として残ってしまう
ことがあります。

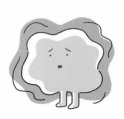

（3）「ひねくれ」タイプ（「受動－攻撃」タイプ）

「ひねくれ」タイプは、お店で頼んだ料理がなかなか出てこない場面では、率直にそのことを伝えずに、不機嫌な態度をとったり、後で口コミサイトに低い評価を書き込んだりします。つまり、相手への不満や要望などを直接言葉で伝えることはせず、間接的に表現するよう

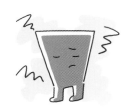

なコミュニケーション・スタイルです。こうした表現方法は、人と直接ぶつかるのを避けるために必要な場面もありますが、人と率直な交流を持ち、心地よい関係を築くことが難しくなる場合があります。

（4）「すっきり」タイプ（「アサーティブ」タイプ）

「すっきり」タイプの人は、お店で頼んだ料理がなかなか出てこないときには、「注文してから20分待っているのですが、あとどれくらいかかりそうですか」とおだやかにたずね、まだ時間がかかるようであれば、すぐにできるメニューに変更

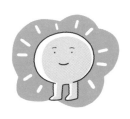

してもらうなどします。つまり、自分の気持ちや要望を率直に伝えるとともに、相手の気持ちや意見も確認し、相互に折り合いをつけようと試みるコミュニケーション・スタイルです。時間や手間がかかることが多いのですが、自分も相手も、気持ちを伝えあい、尊重しあえた感覚を持ちやすくなります。

みなさんは、普段どのタイプのコミュニケーションを用いることが多いでしょうか。相手や状況によっていずれのタイプも使われている

でしょうし、必ずしもどれが良い、悪いというものではありません。お店で注文と違う料理が来た場合、取り換えてほしいと頼んでも、黙って出てきたものを食べても、後でこっそり店員をにらみつけても、それはそれでかまわないのです。大切なのは、どのように伝えると自分や相手にとってよさそうかを考え、伝え方を選択できるようになることです。

　人づき合いのストレスを減らし、自分の気持ちや考えを人にうまく伝えるという意味では、「すっきり」タイプのコミュニケーションを選び、使えるようになっておくことが役に立ちます。もう少し、「すっきり」タイプについてみていきましょう。

② 気持ちの良いコミュニケーションのコツ

　「すっきり」タイプのコミュニケーションには、コツがあります。やってみようとすると案外むずかしく、少し面倒に感じるかもしれません。以下に、いくつかのコツを示します。

（1）自分の考えや気持ちを把握する

　自分がどう感じていてどう思っているのか、まずは自分の気持ちをわかっておくことが大事です。

（2）「私」を主語にして気持ちや考えを伝える

　「あなたはこうするべき、なぜこうしてくれないの」という伝え方より、「私はこうしたい、私はこうしてもらえると助かる」といった伝え

第1回
第2回
第3回
第4回
第5回
第6回
第7回
第8回
第9回
第10回
第11回
第12回
第13回
第14回
第15回
第16回
第17回
第18回
第19回
第20回
第21回
第22回
第23回
第24回

方のほうが、相手とぶつかりにくいです。

（3）具体的かつシンプルに伝える

　「ちゃんとやって」ではなく、「明日の17時までにこの書類を提出してほしい」など、具体的に伝えます。また、一度にたくさん言わず、1つか2つに絞ります。

（4）相手の考えや気持ち、相手の事情を尊重する

　「私はこうしてもらえると嬉しいけれど、どうでしょうか」といったように、自分の意見を伝えた後に相手の意見を尋ねます。あるいは、相手の気持ちをいったん受け取った上で、自分の考えや気持ちを伝えます。たとえば、「誘ってくれて、ありがとうございます。でも、明日早いので今日は帰ります」「私のことを心配してくれているんですね。気持ちは嬉しいけれど、このことは自分で決めたいんです」といった言い方です。

（5）お互いの意見を尊重して調整する

　それぞれの意見のすり合わせをします。たとえば、「今日は帰らないといけないので参加できないのですが、来週なら大丈夫です。来週のご都合はいかがですか」「一人で相談に行くのは不安だから、付き添ってもらえませんか。説明は自分でするので」といったやりとりです。

　多くの人が苦手さや難しさを感じやすいコミュニケーション場面の例として、「人に何かを頼む」あるいは「誘いや頼まれごとを断る」場

面があります。たとえば、家族に家事を手伝ってほしいのに頼むことができず、睡眠不足でヘトヘトになりながら一人でこなす、上司から残業できないかと聞かれると、予定があったり体調がすぐれなかったりしても断ることができずに無理をしてしまう、といった場合などがあります。みなさんも似たような体験はないでしょうか。

　ここでは、普段うまく自分の気持ちや考えを伝えることが苦手な場面について、これからはどのように伝えるとよさそうか考えてみたいと思います。「すっきり」タイプのコミュニケーションのコツも参考にしながら考えてみてください。

Q2 みなさんが、うまく頼みごとができない、あるいは断りたいのに断りきれないと困りがちなのは、どのような場面でしょうか。誰に何を伝えようとする場面か具体的に書いてください。

・うまく頼めない場面の例

同居しているパートナーに、お金のやりくりのことで相談したいと思っているのに、話を聞いてほしいと言い出せないままになっている。

・うまく断れない場面の例

友達から遊びに誘われると、疲れていて体がしんどいときでも断ることができずに無理して遅くまでつき合ってしまう。

あなたがうまく頼めない、あるいは断れない場面

_____

_____

_____

_____

Q3 Q2で書いた場面について、これからはどのように自分の気持ちや考えを伝えるとよさそうでしょうか。具体的なセリフを書いてみましょう。「すっきり」タイプのコミュニケーションのコツも参考にしてください。

・頼み方の例

「お金のやりくりのことで困っていて、話を聞いてもらえると助かるんだけれど、今20分くらい時間をとってもらえる?」

・断り方の例

「楽しそうだけど、今日は体調がいまいちでしんどいから、帰って休むことにする。声をかけてくれてありがとう。また今度ね」

これからの伝え方

_____

_____

_____

_____

　コミュニケーションに「こうすれば絶対にうまくいく！」という万能薬や正解はありません。上手に伝えてもケンカになることはありますし、うまく伝えたとしても、その意見に賛同するかしないかは相手が決めることです。人間関係においては、誤解やズレは生じるのが当たり前であり、傷つくことも、傷つけてしまうこともどちらもあるのです。失敗しながらでいいので、人とうまくつき合うために、自分の気持ちや考えを伝える方法を工夫してみてください。

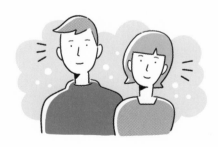

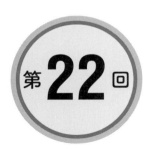

第22回 セルフケア

　セルフケアとは、自分で自分をケアすること、自分で自分の世話をすることを意味します。薬物やアルコールを使用している時は、自分のケアをせず、傷つけるような行動をとりがちです。たとえば、十分な食事や睡眠・休息をとらない、入浴や歯磨きといった衛生に気を配らない、自分を否定し嫌悪する、自分の体を傷つける、危ない人や場所に近づく、といった行動です。回復のためには、たんに薬物やアルコールをやめるだけではなく、自分のケアをして、心身の健康を保つように心がけることも大切です。

Q1 薬物やアルコールを使用していた時のセルフケアがどのようになっていたか教えてください。また、今はどのようなセルフケアをしていますか？

薬物やアルコールを使っていたときのセルフケア

_____

今のセルフケア

_____

① セルフケアの３つの側面

　ＷＨＯ（世界保健機関）によると、「健康」とは、「病気でないとか、弱っていないということではなく、肉体的にも、精神的にも、そして社会的にも、すべてが満たされた状態にあること」と定義することができるそうです。つまり、私たちは、体、心、そして自分を取り巻く環境や社会、という３つの側面から、自分自身をケアすることができます。

（1）体のケア

　一つ目の体のケアから見ていきましょう。体のコンディションを整えるための行動としては、バランスのよい食事をとる、適度な運動をする、適度な休息をとる、入浴や歯磨きなど整容を保つ、健康診断を受ける、必要な時には医療機関を受診する、自分の傷や不調の手当てをする、といったことがあげられます。

（2）心のケア

　次に、心のケアです。心のケアには、リフレッシュするための活動や自分を癒す行動、気持ちを楽にするような物の考え方などさまざまなものがあります。
　好きな映画を観たり、本や漫画を読むことで気分転換をしたり、散歩に出かけたり、軽くストレッチをしてみると、気持ちがすっきりするかもしれません。その他にも、音楽や香り、肌触りなど、五感にとって心地よい刺激は、心をやわらげるのにも役立ちます。また、落ち込

第1回
第2回
第3回
第4回
第5回
第6回
第7回
第8回
第9回
第10回
第11回
第12回
第13回
第14回
第15回
第16回
第17回
第18回
第19回
第20回
第21回
第22回
第23回
第24回

んでいるときには、考え方や物の見方がネガティブで厳しい方向に偏ることが多く、視野も狭くなりがちです。自分ひとりで考えこむのではなく、人の意見を聞いてみたり、よいところにも目を向けてみると、案外気持ちが楽になるものです。

（3）心地よい環境づくり

　最後は、環境や社会的な側面についてのケアです。ひどい騒音が夜通しつづくような部屋に住んでいたら、体の健康にも心の健康にも悪影響があるかもしれません。パワハラと長時間労働がある職場に身を置きつづけていたら、あるいは、いつも自分を傷つける人たちと一緒にいたら、どうでしょうか。環境や社会的な要因は残念ながら自分の力だけではどうにもならないことも多いものですが、その環境から距離を置く、他者に助けを求めることなども含め、可能な範囲でケアする方法を検討することは有用です。

Q2 これから先、どのように自分自身をケアできるといいでしょうか。体、心、環境の3つの側面から、取り組めそうなことを考えてください。次ページの「セルフケアのレパートリー」も参考にしてみてください。

体のケア：

_____

_____

心のケア：

_____

_____

環境づくり：

_____

_____

第1回
第2回
第3回
第4回
第5回
第6回
第7回
第8回
第9回
第10回
第11回
第12回
第13回
第14回
第15回
第16回
第17回
第18回
第19回
第20回
第21回
第22回
第23回
第24回

セルフケアのレパートリー

元気を上げるアイデア

- ☐ 好きな食べものを食べる
- ☐ 温かい／冷たい飲み物を飲む
- ☐ 漫画や本を読む
- ☐ TVや映画を観る
- ☐ 散歩をする
- ☐ 軽い運動をする
- ☐ シャワーをあびる
- ☐ スポーツ観戦をする
- ☐ カラオケをする
- ☐ 音楽を聴く
- ☐ 料理をする
- ☐ 趣味の活動をする
- ☐ メイクやおしゃれをする
- ☐ ペットと遊ぶ

心を潤すアイデア

- ☐ 人にグチをこぼす
- ☐ 人に「ありがとう」を言う
- ☐ 友人に電話やメールをする
- ☐ 日記や紙に文句を書く
- ☐ 苦手な人から距離をとる
- ☐ 行きたくない誘いは断る
- ☐ 自分に「がんばってるね」と言う
- ☐ 自分に「それでいいんだよ」と言う
- ☐ 自分に「大変だったね」と言う
- ☐ 笑顔をつくる
- ☐ 小さなよかったことをメモする
- ☐ 自分の強みをリストアップする
- ☐ 自助グループに行く

心や体を癒すアイデア

- ☐ ゆっくり入浴する
- ☐ アロマやお香をたく
- ☐ 深呼吸をする
- ☐ ホットパックをする
  （温かいタオルなどで体をあたためる）
- ☐ 庭や芝生の上で寝ころがってみる
- ☐ 自分の体をマッサージする
- ☐ 昼寝をする
- ☐ 時々休憩タイムを作る
- ☐ 数日間休みをとる
- ☐ 肌ざわりのよい衣類を身につける
- ☐ きれいな景色の写真をながめる

心地よい環境づくりのアイデア

- ☐ 机の上を整理する
- ☐ 掃除をする
- ☐ カーテンをあける
- ☐ ごみを捨てる／リサイクルする
- ☐ 洗濯をする
- ☐ つらい環境からいったん離れる
- ☐ 窓を開けて空気を入れ替える
- ☐ 落ち着く場所に身を置く
- ☐ タオルを新しくする
- ☐ 布団を干す
- ☐ 花や植物をかざる
- ☐ 心地よい色や明るさの照明にする

第1回
第2回
第3回
第4回
第5回
第6回
第7回
第8回
第9回
第10回
第11回
第12回
第13回
第14回
第15回
第16回
第17回
第18回
第19回
第20回
第21回
第22回
第23回
第24回

② 心のケアとセルフトーク

　「セルフトーク」とは、「自分で自分につぶやいたり投げかけたりする言葉」のことを言います。薬物やアルコールの問題を持つ方の多くは、ネガティブなセルフトークをしがちだと言われています。よくあるのは、「私は周りの人たちよりも劣っている」「私はダメな人間だ」「私はどうせ何をしてもうまくいかない」「私なんて生きている価値がない」といったものです。こうしたネガティブなセルフトークをしていると、気持ちはすっかり落ち込み、自信をなくし、自己嫌悪に陥り、前に進むエネルギーや気力がそがれます。人前に出ていくのも嫌になります。そうすると、ますますネガティブなセルフトークの勢いが強くなり、気持ちがふさぎこみ、行動できない、という悪循環が生じます。

　ネガティブなセルフトークは誰でも時にするものですし、ほどほどであれば自分の至らない点を改善する力にもつながるものです。しかし、心の中がネガティブなセルフトークばかりになってしまい、それに支配されてしまったら、健康的な状態ではありません。心のケアをする必要があります。

　まず、ネガティブに考えてしまう自分自身のことは決して否定せずに、「そんな風に考えてしまいたくもなるよね」とそのまま受け止めましょう。落ち込んで、傷ついている人の背中をやさしく撫でるイメージです。その上で、やさしくいたわり、勇気づけるような言葉をかけていきます。「つらいことが多い中、よく一人でがんばってきたね」「私はあなたのよい部分も知っているよ」「今は一人じゃないし、周りに助けてくれる人もいるんじゃないかな」「大変な中であなたなりに必死にがんばった時期もあったよね」「不器用だけれど、一生懸命なところもあるよね」などなど……。

第1回
第2回
第3回
第4回
第5回
第6回
第7回
第8回
第9回
第10回
第11回
第12回
第13回
第14回
第15回
第16回
第17回
第18回
第19回
第20回
第21回
第22回
第23回
第24回

ネガティブな考えが消えるわけではないけれど、それ一色になってしまわないように、自分をケアするセルフトークも入れていくと、少し心が穏やかになり、「ネガティブの沼」から外に抜け出しやすくなります。「ネガティブの沼」から顔を出すことができたら、一息ついて、ひとまず今できることや、今やるべきことをしてみましょう。時々、ネガティブなセルフトークが強くなりすぎていないか、長い時間浸りすぎていないかをチェックしながら、意識的に自分をいたわるセルフトークも加えてみてください。

❸ 自分をほめてあげましょう

　あなたは、薬物やアルコールを手放し、自分の生き方をかえようとして、いまこうしてこのプログラムに参加しています。もちろん、これまで周囲の人に迷惑をかけてきたかもしれませんし、まだ薬物やアルコールがとまっていないかもしれません。でも、プログラムから離れないかぎり、あなたは前に進んでいます。そんなに自分にダメ出しばかりしないでください。

　まずは、試行錯誤している自分をねぎらい、ほめることを心がけてみましょう。自分の小さながんばりを認めてあげるのです。たとえば、「今日一日」薬物やアルコールを使わずにいたこと、今日プログラムに参加したこと、使いたい気持ちを誰かに話したこと、セルフケアをしたこと、などです。小さな歩みを「今日一日」とつづけていくことで、「二日、三日、五日、一週間」と積み重なっていきます。ささやかなことでよいので、自分をねぎらい、ときにはちょっとしたごほうびをあげる、ということを繰り返していくと、少しずつなりたい自分に近づいていくことでしょう。

Q3 今の自分をねぎらい、ほめるとしたら、自分にどんな言葉をかけますか？

_____

_____

_____

_____

第1回
第2回
第3回
第4回
第5回
第6回
第7回
第8回
第9回
第10回
第11回
第12回
第13回
第14回
第15回
第16回
第17回
第18回
第19回
第20回
第21回
第22回
第23回
第24回

セルフケア

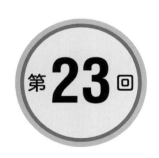

第23回

強くなるより賢くなろう①

これまでの取り組みを振り返る

　みなさんはこれまでSMARPPのプログラムに参加しながら、依存症という病気や回復について学び、薬物やアルコールをやめたり減らしたりすることに取り組んできました。そのなかで、「もう薬物やアルコールが近くにあっても大丈夫だと思う。今は使いたいとは全く思わないし、もうやめると決心したし、私は意志が強いから」「そろそろ治療プログラムをやめても自分一人でやっていける」というような考えが浮かんできたことはないでしょうか。

　薬物やアルコールから離れていることに成功した人は、強いから成功したわけではありません。賢い選択ができるようになったから成功したのです。ここでいう賢さとは、できるだけ再使用にむすびつく状況に近づかないようにしたり、再使用した場合でも、診察を受けたり、信頼できる人に相談したりして、自分自身の心や身体へのダメージを最小限にとどめることです。自分の気持ちの強さに頼るのではなく、いつでも再使用や再発の可能性があることを理解して、さまざまな状況に対して備えておくことがとても大切です。

> **強くなる必要はありません。**
> **賢くなることが大切なのです。**

最後の２回のセッションでは、これまでの取り組みを振り返ったうえで、あなた自身の再使用・再発のサイクルを整理し対処方法をまとめていきます。

　まずは、下のリストにそって、どれくらい回復のための取り組みを行えるようになったか、あなたなりの自己採点をしてみましょう。

回復のための取り組み 自己採点表

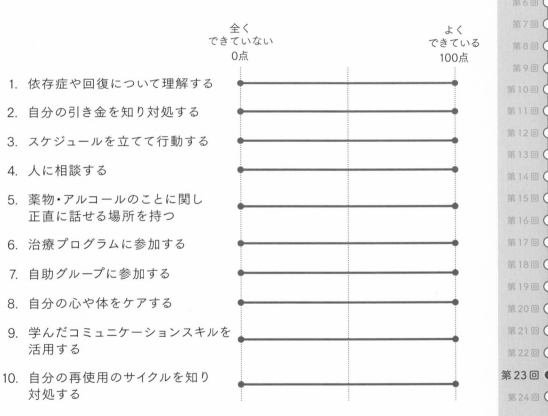

全く
できていない
0点

よく
できている
100点

1. 依存症や回復について理解する
2. 自分の引き金を知り対処する
3. スケジュールを立てて行動する
4. 人に相談する
5. 薬物・アルコールのことに関し 正直に話せる場所を持つ
6. 治療プログラムに参加する
7. 自助グループに参加する
8. 自分の心や体をケアする
9. 学んだコミュニケーションスキルを 活用する
10. 自分の再使用のサイクルを知り 対処する

第1回
第2回
第3回
第4回
第5回
第6回
第7回
第8回
第9回
第10回
第11回
第12回
第13回
第14回
第15回
第16回
第17回
第18回
第19回
第20回
第21回
第22回
第23回
第24回

強くなるより賢くなろう①

「回復のための取り組み　自己採点表」を踏まえて、全体としては、自分のこれまでの取り組みやがんばりに、何点くらいあげられるでしょうか。小さながんばりを認め、ねぎらいながら、自己採点してください。

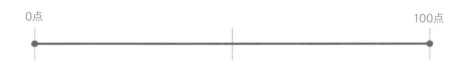

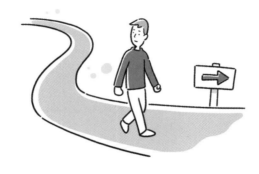

次は、あなたにとっての引き金と対処法のまとめです。

引き金とは、「薬物やアルコールのことを思い出させるようなきっかけ（刺激）」のことでした。薬物の使用をやめたり減らしたりするためには、まず、自分にとっての引き金を特定してそれを避けたり、避けきれなかったときの対処を考えておくことが大切だと学んできました。改めて、ここにまとめておきましょう。

わたしの引き金と対処法

名前　　　　　　　　　　　　　　　　　　　　日付　　年　　月　　日

	あなたにとっての 「引き金」となりそうなもの （具体的にあげる）	対処法 （回避・思考ストップ・ 「錨」となる行動）
人		
場所		
状況 （体調や感情、 音楽や服装）		

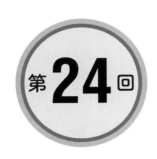

第24回 強くなるより賢くなろう②
あなたの再使用・再発のサイクルは?

　最後の回では、これまでの総仕上げとして、あなたの再使用・再発のサイクルを整理してその対処方法をまとめていきましょう。

　前回は、引き金と対処について整理したので、今回は、依存症的行動や思考について振り返ります。依存症的な行動とは、昼夜逆転の生活をする、嘘をつくなど、薬物やアルコール使用に伴う行動、使用していた時にみられた行動のことでした。また、依存症的な思考とは、「一杯だけだから」「まわりの奴もやっているんだから」など、使っていたときのものの考え方のことでした。

　薬物やアルコールの問題を持つ人は、自分の脳のなかに、自分の理性だけではコントロールできない悪魔がすみついているようなものです。その悪魔は、巧みな言葉や理屈であなたに嘘をつかせたり、いいわけをさせたり、もっともらしい理屈をいわせ、薬物やアルコールを使うことをそそのかしてきます。

　あなたは、自分の言動のうちのいったいどれが、依存症の影響をうけた脳のしわざであるのかを、十分に理解しておく必要があります。そのうえで、これらの危険なサインにできるだけ早く気がついて、援助者や仲間に相談したり、自助グループに参加したりするなどの行動をとれるようになることは、回復のためにとても重要です。

Q1 あなたにとっての依存症的な行動や思考はどのような
ものでしたか？　今後そのような危険なサインに気づ
いたら、どのように対処しますか？

依存症的行動：
_____

_____

依存症的思考：
_____

_____

対処：
_____

_____

_____

_____

第1回
第2回
第3回
第4回
第5回
第6回
第7回
第8回
第9回
第10回
第11回
第12回
第13回
第14回
第15回
第16回
第17回
第18回
第19回
第20回
第21回
第22回
第23回
第24回

　引き金を避け、危険なサインにいちはやく気づき対処するなど、さまざまな努力や工夫をしながら生活していても、気がついたら、もうどうにも引き返せない、薬物使用が避けられない状況に追い込まれてしまった、という場面は誰にでも起こり得ます。そして、一度再使用してしまったら、今度は罪悪感や後悔の気持ちに耐え切れなくなって、使用がとまらなくなってしまうようなときがあるかもしれません。依存症は回復可能ですが、再発しやすい病気でもあるのです。だからこそ、どうにもならない状況におちいったときにどうするか、さらには、使用してしまったときにどう行動するか、あらかじめ考えておくようにしましょう。回復のプロセスに再使用はつきものであり、たと

え再使用してしまったとしても、そこからまた回復への歩みをつづけ
ていくことができるのですから。

Q2 今後、あなたにとって手に負えない欲求が生じる場面・状況がやってくるとしたら、どのようなものが考えられるでしょうか？
その状況にどう対処しますか？

今後手に負えない欲求が生じそうな場面

_____

_____

対処方法：_____

_____

_____

Q3 今後、あなたが再使用してしまった場合、どのように対処をすればよいと思いますか？

対処方法：＿＿＿＿＿＿＿＿＿＿＿＿＿＿＿＿＿＿＿＿＿＿＿

＿＿＿＿＿＿＿＿＿＿＿＿＿＿＿＿＿＿＿＿＿＿＿＿＿＿＿＿＿＿

＿＿＿＿＿＿＿＿＿＿＿＿＿＿＿＿＿＿＿＿＿＿＿＿＿＿＿＿＿＿

　最後に、あなた自身の再使用・再発のサイクルと、それらへの対処方法を整理しておきましょう（引き金と対処は前回の内容を参考にしてください）。あなた自身のために作り上げたこの表は、これからのあなたが薬物やアルコールに頼らない生活をつづけるためにきっと役に立ってくれるはずです。

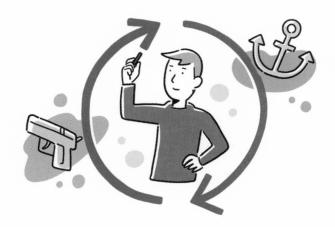

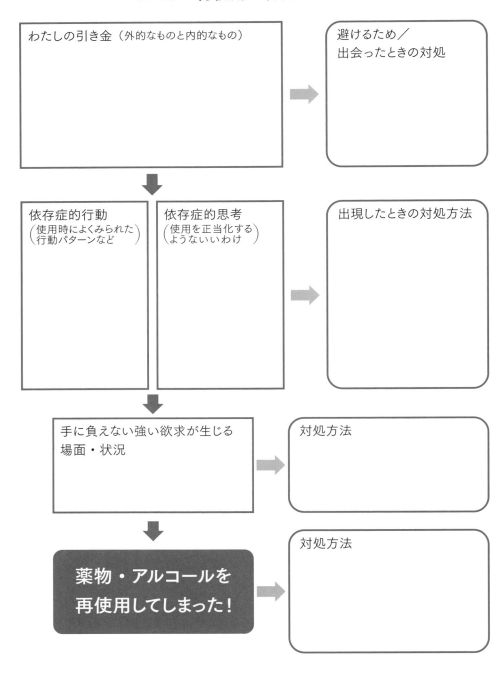

わたしの再使用・再発のサイクル

わたしの引き金（外的なものと内的なもの）

避けるため／
出会ったときの対処

依存症的行動
（使用時によくみられた
行動パターンなど）

依存症的思考
（使用を正当化する
ようないいわけ）

出現したときの対処方法

手に負えない強い欲求が生じる
場面・状況

対処方法

薬物・アルコールを
再使用してしまった！

対処方法

今日一日

　薬物やアルコールをやめることは簡単です。おそらくみなさんもこれまで何度もやめてきたはずです——ただし、一時的に。むずかしいのは、「やめつづけること」です。

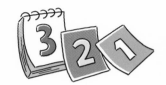

　とはいえ、「これから一生ずっと薬物やアルコールをいっさい使えないのか」と考えるだけで、その時間の膨大さに圧倒されて押しつぶされ、途方に暮れてしまいますし、むかしの嫌なことを思い出すと、それだけでイライラしてきて、「とてもしらふではいられない」という気分になってきます。

　先に薬物やアルコールをやめ始めた多くの人たちが、再使用しない秘訣を教えてくれています。そのひとつに、「いま目の前のことに集中する」ということがあります。明日の心配事は、少なくとも今日は決して起こらないだろうし（それは明日になってから考えればよいでしょう）、昨日の失敗は変えられません。

　昨日の失敗や明日の心配事に心を奪われてしまうと、今日を生きるために必要なエネルギーを失ってしまいます。あなたはそのエネルギーをいま現在のことに使わなければいけません。

　薬物やアルコールを使いたくなったときに、今までのように、「これで最後の一発だ。明日からは絶対にやめるぞ」と考えていても、明日はやってきません。そうではなく、「**今日だけは、または今だけは薬物やアルコールを使わずに過ごそう。使うのは明日にしよう**」という風に、考えを切りかえるべきです。

　このように、今日のことだけ、あるいは目の前のことだけに取り組み、「今日一日」の過ごし方だけを考えることで、薬物やアルコールを

第1回
第2回
第3回
第4回
第5回
第6回
第7回
第8回
第9回
第10回
第11回
第12回
第13回
第14回
第15回
第16回
第17回
第18回
第19回
第20回
第21回
第22回
第23回
第24回

使わずに過ごす日々がつみかさなっていきます。

　日々のつみかさねが1週間になり、1週間のつみかさねが1カ月になり、そしてさらにそれ以上の期間へとつながります。後から振り返ると薬物やアルコールなしで過ごしている期間が伸びていくことでしょう。

メ　モ

強くなるより賢くなろう②

引用・参考文献

［1］ McKetin R, Lubman DI, Najman JM, et al.（2014）Does methamphetamine use increase violent behaviour? Evidence from a prospective longitudinal study. Addiction 109；798-806.

［2］ 和田清、石橋正彦、中村亮介ほか（2014）薬物乱用・依存者における HIV 感染と行動のモニタリングに関する研究（2013年）．平成25年度厚生労働科学研究費補助金（エイズ対策研究事業）「高リスク層の HIV 感染監視と予防啓発及び内外の HIV 関連疫学動向のモニタリングに関する研究（主任研究者：木原正博）」分担研究報告書．pp.180-199.

［3］ 田中純子（2017）C型肝炎の疫学．医学と薬学 74-5；517-523.

［4］ 嶋根卓也、近藤あゆみ、伴恵理子ほか（2019）覚醒剤事犯者の理解とサポート 2018．国立精神・神経医療研究センター、法務省法務総合研究所．

［5］ Hidaka Y, Ichikawa S, Koyano J, et al.（2006）Substance use and sexual behaviours of Japanese men who have sex with men：A nationwide internet survey conducted in Japan. BMC Public Health 6；239.

［6］ 塩野徳史、金子典代、市川誠一（2011）日本成人男性における HIV および AIDS 感染拡大の状況——MSM（Men who have sex with men）と MSM 以外の男性との比較．厚生の指標 58-13；12-18.

［7］ Okita K, Morales AM, Dean AC, et al.（2018）Striatal dopamine D1-type receptor availability：No difference from control but association with cortical thickness in methamphetamine users. Molecular Psychiatry 23-5；1320-1327. doi：10.1038/mp.2017.172

［8］ Nutt DJ, Lingford-Hughes A, Erritzoe D, et al.（2015）The dopamine theory of addiction：40 years of highs and lows. Nature Reviews Neuroscience 16-5；305–312. doi：10.1038/nrn3939

［9］ Lee B, London ED, Poldrack RA, et al.（2009）Striatal dopamine D2/D3 receptor availability is reduced in methamphetamine dependence and is linked to impulsivity. Journal of Neuroscience 29-47；14734-14740. doi:10.1523/jneurosci.3765-09.2009

［10］ Wang GJ, Smith L, Volkow ND, et al.（2012）Decreased dopamine activity predicts relapse in methamphetamine abusers. Molecular Psychiatry 17-9；918–925. doi:10.1038/mp.2011.86

〔11〕Okita K, Ghahremani DG, Payer DE, et al.（2016）Relationship of alexithymia ratings to dopamine D2-type receptors in anterior cingulate and insula of healthy control subjects but not methamphetamine-dependent individuals. International Journal of Neuropsychopharmacology 19-5 ; pyv129. doi:10.1093/ijnp/pyv129

〔12〕Khantzian EJ & Albanese MJ（2008）Understanding Addiction as Self Medication : Finding Hope Behind the Pain. Maryland : Rowman & Littlefield.（松本俊彦 訳（2013）人はなぜ依存症になるのか──自己治療としてのアディクション. 星和書店）

〔13〕Atkins C（2014）Co-Occurring Disorders : Integrated Assessment and Treatment of Substance Use and Mental Disorders. Wisconsin : PESI Publishing & Media.

〔14〕嶋根卓也、猪浦智史、邱冬梅ほか（2020）薬物使用に関する全国住民調査（2019年）. 令和元年度厚生労働行政推進調査事業費補助金医薬品・医療機器等レギュラトリーサイエンス政策研究事業「薬物乱用・依存状況の実態把握と薬物依存症者の社会復帰に向けた支援に関する研究（研究代表者：嶋根卓也）」分担研究報告書. pp.19-120.

〔15〕Ramaekers JG, Berghaus G, van Laar M, et al.（2004）Dose related risk of motor vehicle crashes after cannabis use. Drug Alcohol Depend 73-2 ; 109-119.

〔16〕Li M-C, Brady JE, DiMaggio CJ, et al.（2012）Marijuana use and Motor vehicle crashes. Epidemiologic Reviews 34-1 ; 65-72. doi:10.1093/epirev/mxr017

〔17〕Asbridge M, Hayden JA, Cartwright JL（2012）Acute cannabis consumption and motor vehicle collision risk : Systematic review of observational studies and meta-analysis. BMJ 344 ; e536. doi:10.1136/bmj.e536

〔18〕Lopez-Quintero C, Pérez de los Cobos J, Hasin DS, et al.（2011）Probability and predictors of transition from first use to dependence on nicotine, alcohol, cannabis, and cocaine : Results of the National Epidemiologic Survey on Alcohol and Related Conditions（NESARC）. Drug & Alcohol Dependence 115（1-2）; 120-130. doi:10.1016/j.drugalcdep.2010.11.004

〔19〕Winters KC, Lee Chih-Yuan S（2008）Likelihood of developing an alcohol and cannabis use disorder during youth : Association with recent use and age. Drug & Alcohol Dependence 92（1-3）; 239-247.

〔20〕Silins E, Horwood LJ, Patton GC, et al.（2014）Young adult sequelae of adolescent cannabis use : An integrative analysis. Lancet Psychiatry 1-4 ; 286-293. doi:10.1016/S2215-0366(14)70307-4

〔21〕Gorelick DA, Levin KH, Copersino ML, et al.（2012）Diagnostic criteria for cannabis withdrawal syndrome. Drug & Alcohol Dependence 123（1-3）; 141-147.

［22］Mehmedic Z, Chandra S, Slade D, et al.(2010)Potency trends of Δ9-THC and other cannabinoids in confiscated cannabis preparations from 1993 to 2008. Journal of Forensic Sciences 55-5；1209-1217. doi:10.1111/j.1556-4029. 2010.01441.x

［23］Office of National Drug Control Policy(2020)National Drug Control Strategy：Data Supplement 2020(Feb. 2020). p.95, Table#77.(https://trumpwhitehouse. archives.gov/wp-content/uploads/2020/02/2020-NDCS-Data-Supplement. pdf［2021年8月13日閲覧］)

［24］谷渕由布子、松本俊彦、今村扶美ほか(2016)薬物使用障害患者に対するSMARPP の効果――終了1年後の転帰に影響する要因の検討. 日本アルコール・薬物医学 会雑誌 51-1；38-54.

［25］Gossop M, Stewart D, Marsden J（2008）Attendance at Narcotics Anonymous and Alcoholics Anonymous meetings, frequency of attendance and substance use outcomes after residential treatment for drug dependence：A 5-year fol-low-up study. Addiction 103-1；119-125.

［26］今道裕之、野田哲郎(1994)アルコール症の治療後長期経過. 精神科治療学 9-5；543-551.

［27］菱村将隆(1983)アルコール依存症者の縦断的追跡. アルコール研究と薬物依存 18-4；397-414.

［28］佐藤忠宏、唐住輝、荻野新六ほか(1973)アルコール中毒患者の予後調査――断酒 会との関係において. 精神医学 15-11；1167-1176.

［29］国立精神・神経医療研究センター（2019)ダルク追っかけ調査2018――利用者 データブック. 国立精神・神経医療研究センター（https://www.ncnp.go.jp/nimh/ yakubutsu/reference/pdf/darc_book.pdf［2021年8月13日閲覧］)

［30］松本俊彦、宇佐美貴士、船田大輔ほか(2019)全国の精神科医療施設における薬物 関連精神疾患の実態調査. 平成30年度厚生労働科学研究費補助金医薬品・医療機 器等レギュラトリーサイエンス政策研究事業「薬物乱用・依存状態等のモニタリ ング調査と薬物依存者・家族に対する回復支援に関する研究(研究代表者：嶋根卓 也)」総括・分担研究報告書. pp.75-141.

［31］嶋根卓也、猪浦智史(2020)民間の依存症支援団体利用者を対象とする依存実態 の再解析及び追加調査. 令和元年度厚生労働行政推進調査事業費補助金厚生労働 科学特別研究事業「一般用医薬品の適正使用の一層の推進に向けた依存性の実態 把握と適切な販売のための研究(研究代表者：嶋根卓也)」分担研究報告書. pp.11-28.

付録　相談機関リスト

（2021年12月現在）

　下にあげた機関は、どこもあなたの秘密を守ってくれます。薬物やアルコールのことで困った時には、一度電話してみてください。

◉全国の精神保健福祉センター

　薬物やアルコール依存の問題を含む、さまざまな心の問題や病気で困っている本人や家族及び関係者の方からの相談を受けつけています（電話の受け付け時間は、各機関によって違いますが、平日の日中のところが多いです）。

名　　称	住　　所	電話番号
北海道立精神保健福祉センター	003-0027 札幌市白石区本通16丁目北6-34	011-864-7000
札幌こころのセンター	060-0042 札幌市中央区大通西19 WEST19 4階	011-622-0556
青森県立精神保健福祉センター	038-0031 青森市大字三内字沢部353-92	017-787-3957
岩手県精神保健福祉センター	020-0015 盛岡市本町通3-19-1 岩手県福祉総合相談センター内	019-629-9617
宮城県精神保健福祉センター	989-6117 大崎市古川旭5-7-20	0229-23-0021
仙台市精神保健福祉総合センター	980-0845 仙台市青葉区荒巻字三居沢1-6	（日中）022-265-2229 （夜間）022-217-2279
秋田県精神保健福祉センター	010-0001 秋田市中通2-1-51 明徳館ビル1階	018-831-3946
山形県精神保健福祉センター	990-0021 山形市小白川町2-3-30	023-624-1217
福島県精神保健福祉センター	960-8012 福島市御山町8-30	024-535-3556

名　　　称	住　　　所	電話番号
茨城県精神保健福祉センター	310-0852 水戸市笠原町993-2	029-243-2870
栃木県精神保健福祉センター	329-1104 宇都宮市下岡本町2145-13	028-673-8785
群馬県こころの健康センター	379-2166 前橋市野中町368	027-263-1156
埼玉県立精神保健福祉センター	362-0806 北足立郡伊奈町小室818-2	048-723-3333
さいたま市こころの健康センター	330-0071 さいたま市浦和区上木崎4-4-10	048-762-8548
千葉県精神保健福祉センター	260-0801 千葉市中央区仁戸名町666-2	043-263-3891
千葉市こころの健康センター	261-0003 千葉市美浜区高浜2-1-16	043-204-1582
東京都立精神保健福祉センター	110-0004 台東区下谷1-1-3	03-3844-2210
東京都立中部 総合精神保健福祉センター	156-0057 世田谷区上北沢2-1-7	03-3302-7711
東京都立多摩 総合精神保健福祉センター	206-0036 多摩市中沢2-1-3	042-371-5560
神奈川県精神保健福祉センター	233-0006 横浜市港南区芹が谷2-5-2	045-821-8822
横浜市こころの健康相談センター	231-0005 横浜市中区本町2-22 京阪横浜ビル10階	045-671-4455
川崎市総合リハビリテーション 推進センター	210-0024 川崎市川崎区日進町5-1	044-200-3195
相模原市精神保健福祉センター	252-5277 相模原市中央区富士見6-1-1 ウェルネスさがみはら7階	042-769-9818
新潟県精神保健福祉センター	950-0994 新潟市中央区上所2-2-3	025-280-0113
新潟市こころの健康センター	951-8133 新潟市中央区川岸町1-57-1	025-232-5560
富山県心の健康センター	939-8222 富山市蜷川459-1	076-428-1511

名　称	住　所	電話番号
石川県こころの健康センター	920-8201 金沢市鞍月東2-6	076-238-5750 （相談課）
福井県総合福祉相談所	910-0026 福井市光陽2-3-36	0776-24-7311
山梨県立精神保健福祉センター	400-0005 甲府市北新1-2-12	055-254-8644
長野県精神保健福祉センター	381-8577 長野市下駒沢618-1	026-266-0280
岐阜県精神保健福祉センター	502-0854 岐阜市鷺山向井2563-18 岐阜県障がい者総合相談センター内	058-231-9724
静岡県精神保健福祉センター	422-8031 静岡市駿河区有明町2-20	054-286-9245
静岡市こころの健康センター	420-0821 静岡市葵区柚木1014番地	054-262-3011
浜松市精神保健福祉センター	430-0929 浜松市中区中央1-12-1 県浜松総合庁舎4階	053-457-2709
愛知県精神保健福祉センター	460-0001 名古屋市中区三の丸3-2-1 東大手庁舎8階	052-962-5377
名古屋市精神保健福祉センター	453-0024 名古屋市中村区名楽町4-7-18	052-483-3022
三重県こころの健康センター	514-8567 津市桜橋3-446-34	059-223-5241
滋賀県立精神保健福祉センター	525-0072 草津市笠山8-4-25	077-567-5010
京都府精神保健福祉総合センター	612-8416 京都市伏見区竹田流池町120	075-641-1810
京都市こころの健康増進センター	604-8854 京都市中京区壬生仙念町30	075-314-0874
大阪府こころの健康総合センター	558-0056 大阪市住吉区万代東3-1-46	06-6691-2818
大阪市こころの健康センター	534-0027 大阪市都島区中野町5-15-21 都島センタービル3階	06-6922-8520

名　　称	住　　所	電話番号
堺市こころの健康センター	590-0808 堺市堺区旭ヶ丘中町4-3-1 健康福祉プラザ3階	072-245-9192
兵庫県精神保健福祉センター	651-0073 神戸市中央区脇浜海岸通1-3-2	078-252-4980
神戸市精神保健福祉センター	650-0016 神戸市中央区橘通3-4-1 神戸市立総合福祉センター3階	078-371-1900
奈良県精神保健福祉センター	633-0062 桜井市粟殿1000	0744-47-2251
和歌山県精神保健福祉センター	640-8319 和歌山市手平2-1-2	073-435-5194
鳥取県立精神保健福祉センター	680-0901 鳥取市江津318-1	0857-21-3031
島根県立心と体の相談センター	690-0011 松江市東津田町1741-3 いきいきプラザ島根2階	0852-21-2045
岡山県精神保健福祉センター	700-0985 岡山市北区厚生町3-3-1	086-201-0828
岡山市こころの健康センター	700-8546 岡山市北区鹿田町1-1-1	086-803-1273
広島県立 総合精神保健福祉センター	731-4311 安芸郡坂町北新地2-3-77	082-884-1051
広島市精神保健福祉センター	730-0043 広島市中区富士見町11-27	082-245-7731
山口県精神保健福祉センター	753-0814 山口市吉敷下東4-17-1	083-902-2672
徳島県精神保健福祉センター	770-0855 徳島市新蔵町3-80	088-625-0610
香川県精神保健福祉センター	760-0068 高松市松島町1-17-28	087-804-5565
愛媛県心と体の健康センター	790-0811 松山市本町7-2 愛媛県総合保健福祉センター3階	089-911-3880
高知県精神保健福祉センター	780-0850 高知市丸ノ内2-4-1	088-821-4966

名　称	住　所	電話番号
福岡県精神保健福祉センター	816-0804 春日市原町3-1-7 福岡児童相談所等庁舎2階	092-582-7500
北九州市立精神保健福祉センター	802-8560 北九州市小倉北区馬借1-7-1 北九州市総合保健福祉センター5階	093-522-8729
福岡市精神保健福祉センター	810-0073 福岡市中央区舞鶴2-5-1 あいれふ3階	092-737-8829
佐賀県精神保健福祉センター	845-0001 小城市小城町178-9	0952-73-5060
長崎こども・女性・障害者 支援センター	852-8114 長崎市橋口町10-22	095-846-5115
熊本県精神保健福祉センター	862-0920 熊本市東区月出3-1-120	096-386-1166
熊本市こころの健康センター	862-0971 熊本市中央区大江5-1-1 ウェルパルくまもと3階	096-362-8100
大分県こころとからだの 相談支援センター	870-1155 大分市大字玉沢908	097-541-5276
宮崎県精神保健福祉センター	880-0032 宮崎市霧島1-1-2 宮崎県総合保健センター4階	0985-27-5663
鹿児島県精神保健福祉センター	890-0021 鹿児島市小野1-1-1	099-218-4755
沖縄県総合精神保健福祉センター	901-1104 島尻郡南風原町字宮平212-3	098-888-1443

◉全国のダルク・ マック

　ダルク（Drug Addiction Rehabilitation Center：DARC）やマック（Maryknoll Alcohol Center：MAC）は、覚せい剤、シンナー、市販薬、アルコール等の問題を抱えた人のための、民間依存症リハビリ施設です。スタッフのほとんどが依存症からの回復者です。電話での相談も受けつけています。

（1）全国のダルク

名　　称	住　　所	電話番号
日本DARC	162-0055 東京都新宿区余丁町14-4 AICビル	03-5369-2595
日本DARC インフォメーションセンター	162-0055 東京都新宿区余丁町14-4 AICビル	03-5369-2595
北海道DARC	065-0025 北海道札幌市東区 北25条東5-1-17	011-750-0919
とかちDARC	080-0042 北海道帯広市西12条北1-13	0155-67-0911
青森DARC	030-1272 青森県青森市小橋田川15-1	017-718-2090
仙台DARC	980-0011 宮城県仙台市青葉区上杉2-1-26	022-261-5341
秋田DARC	019-2601 秋田県秋田市河辺和田字坂本北 285-3	018-827-3668
鶴岡DARC	999-7544 山形県鶴岡市中山字瓜沢60-4	0235-64-8149
新潟DARC	950-1446 新潟県新潟市南区庄瀬6583	025-378-4031
磐梯DARC リカバリーハウス	966-0402 福島県耶麻郡北塩原村大塩4459-1	0241-33-2111
茨城DARC「今日一日ハウス」	307-0021 茨城県結城市大字上山川6847	0296-35-1151
鹿島DARC	314-0143 茨城県神栖市神栖1-6-26	0299-93-2486

名　　称	住　　所	電話番号
栃木DARC	321-0923 栃木県宇都宮市下栗町2292-7	028-666-8536
群馬DARC	370-0002 群馬県高崎市日高町144	027-363-3308
藤岡DARC	375-0047 群馬県藤岡市上日野2594	0274-28-0311
埼玉DARC	330-0061 埼玉県さいたま市浦和区常盤6-4-12	048-823-3460
千葉DARC	260-0841 千葉県千葉市中央区白旗3-16-7	043-209-5564
館山DARC	294-0037 千葉県館山市長須賀195 館山ウィズホール1	0470-28-5750
東京DARC	116-0014 東京都荒川区東日暮里3-10-6	03-3807-9978
DARC セカンドチャンス	110-0003 東京都台東区根岸5-8-16 大空庵ビル2F	03-3875-8808
DARC女性ハウス Flicka Be Woman（フリッカ）	114-0014 東京都北区田端6-3-18 ビラカミムラ301号	03-3822-7658
新宿DARC COA 自立の家	169-0074 東京都新宿区北新宿3-5-2	03-5937-5663
板橋DARC COA 自立の家	175-0094 東京都板橋区成増4-35-4	03-5968-3555
渋谷DARC	住所非公開	03-5761-2767
八王子DARC	192-0073 東京都八王子市寺町43-9 中銀八王子マンシオン1F	042-686-3988
日本DARC神奈川	231-0865 神奈川県横浜市中区北方町1-21	045-624-1585
横浜DARC ケアセンター	232-0017 神奈川県横浜市南区宿町 2-44-5	045-731-8666
川崎DARC	211-0044 神奈川県川崎市中原区新城4-1-1 新城NHビル2階	044-798-7608

名　称	住　所	電話番号
相模原DARC	252-0237 神奈川県相模原市中央区 千代田3-3-20	042-707-0391
湘南DARC ケア・センター	251-0014 神奈川県藤沢市宮前375-7	045-517-8764
西湘DARC	257-0006 神奈川県秦野市北矢名1225 テラスハウスヒロ	0463-77-6755
山梨DARC本部	400-0857 山梨県甲府市幸町9-23 山梨回復支援センタービル2階	055-242-7705
山梨DARC デイケアセンター	400-0856 山梨県甲府市伊勢4-21-1 清水ビル	055-223-7774
富士五湖DARC	403-0009 山梨県富士吉田市富士見1-7-63	0555-72-9760
富山DARC	931-8371 富山県富山市岩瀬古志町19-1	076-407-5777
長野DARC	386-0155 長野県上田市蒼久保1522-1	0268-36-1525
静岡DARC	419-0111 静岡県田方郡函南町畑毛205-5	055-978-7750
スルガDARC	422-8058 静岡県静岡市駿河区中原931-1 ダルクビル	054-283-1925
浜松DARC	430-0853 静岡県浜松市南区三島町1807	053-555-2894
岐阜DARC	500-8864 岐阜県岐阜市真砂町11-12 不破ビル2階	058-201-3555
名古屋DARC	462-0825 愛知県名古屋市北区大曽根1-16-6	052-915-7284
三河DARC 豊橋デイケアセンター	440-0871 愛知県豊橋市新吉町73 大手住宅E-104	0532-52-8596
三河DARC 岡崎デイケアセンター	440-0860 愛知県岡崎市明大寺本町3-12 善隣ビル3階	0564-64-2349

名　　称	住　　所	電話番号
三重DARC	514-0004 三重県津市栄町3-130	059-222-7510
びわこDARC	520-0813 滋賀県大津市丸の内町8-9	077-521-2944
東近江DARC	527-0034 滋賀県東近江市沖野2-10-7	0748-26-2713
京都DARC	612-0029 京都市伏見区深草西浦町6-1-2 サンリッチ西浦1階	075-645-7105
木津川DARC	619-0214 京都府木津川市木津内田山117	0774-51-6597
奈良DARC	639-1058 奈良県大和郡山市矢田町4163	0743-20-0785
大阪DARC	533-0021 大阪府大阪市東淀川区 下新庄4-21 A-103	06-6323-8910
神戸DARC ヴィレッジ	651-0068 神戸市中央区旗塚通1-1-20 長坂ハイツ2F	078-224-4244
和歌山DARC	641-0007 和歌山県和歌山市小雑賀3-2-12	073-496-2680
鳥取DARC	681-0001 鳥取県岩美郡岩美町牧谷645-4	0857-72-1151
岡山DARC	701-4244 岡山県瀬戸内市邑久町福中477	0869-24-7522
広島DARC	730-0043 広島県広島市中区富士見町 11-27 1階	070-3313-1152
徳島DARC	770-0861 徳島県徳島市住吉4-3-64 ラヴィータ博愛パートⅢ202号	080-3994-4173
香川DARC	761-0113 香川県高松市屋島西町675-8	080-3994-4173
えひめDARC	791-8013 愛媛県松山市山城2-6-32	080-3994-4173
高知DARC／インテグレーション	780-0870 高知県高知市本町5-6-35 つちばしビル1F	088-856-8106

名　称	住　所	電話番号
九州DARC	812-0017 福岡県福岡市博多区美野島 2-5-31	092-471-5140
北九州DARC	802-0064 福岡県北九州市小倉北区片野 4-13-30 片野タカケンビル1階	093-923-9240
佐賀DARC	840-0012 佐賀県佐賀市鍋島3-1-10-2F	0952-97-6766
長崎DARC	852-8105 長崎県長崎市目覚町14-15 浜ビル2F	095-848-3422
熊本DARC	862-0971 熊本県熊本市中央区大江2-14-14 七條ビル101号	096-202-4699
大分DARC	870-0021 大分県大分市府内町3-7-19 藤本ビル3F	097-574-5106
宮崎DARC	880-0027 宮崎県宮崎市西池11-36	0985-38-5099
鹿児島おいどんDARC	892-0848 鹿児島県鹿児島市平之町3-2 丸和ビル1F-101号室	099-226-0116
沖縄DARC「サントゥアリオ」	901-2225 沖縄県宜野湾市大謝名2-2-10 サンサン沖縄大謝名ビル4F	098-943-8774
沖縄DARC「クレアドール」	901-2225 沖縄県宜野湾市伊佐1-7-19	098-893-8406

（2）全国のマック

名　　称	住　　所	電話番号
みのわMAC アルコールケアセンター	114-0023 東京都北区滝野川7-35-2	03-5974-5091
ウィメンズアディクション サポートセンター「オ'ハナ」	114-0023 東京都北区滝野川6-76-9 エスポワール・オチアイ501	03-3916-0851
山谷MACホーム	111-0031 東京都台東区千束3-11-2	03-3871-3505
山谷MACデイケアセンター 「ワンステップ」	116-0014 東京都荒川区東日暮里1-10-4	03-6458-3232
RDデイケアセンター	173-0004 東京都板橋区板橋4-6-1 板橋スカイプラザ2階J号室	03-5944-1602
立川MAC	190-0022 東京都立川市錦町2-6-20 円理ビル202号	042-521-4976
さいたまMAC	337-0032 埼玉県さいたま市見沼区 東新井710-33 鎌倉ハイツ1階	048-685-7733
横浜MAC アルコールケアセンター	241-0023 神奈川県横浜市旭区本宿町91-6	045-366-2650
川崎MAC	210-0812 川崎市川崎区東門前2-2-10	044-266-6708
札幌MAC 共同作業所	003-0002 札幌市白石区東札幌二条 5-1-21	011-841-7055
札幌MAC 女性共同作業所	003-0002 札幌市白石区東札幌二条 4-8-25 ハイム真木302号	011-812-4903
札幌MAC 男性グループホーム フランシスコの家	003-0001 札幌市白石区東札幌一条 5-6-15	011-841-7055
秋田MAC	010-0042 秋田県秋田市桜3-14-10	018-874-7021
新潟MAC	940-1151 新潟県長岡市三和1-5-19	0258-32-9291
名古屋MAC	462-0847 愛知県名古屋市北区金城1-1-57	052-912-5508

名　　称	住　　所	電話番号
名古屋MAC ピートハウス	462-0845 愛知県名古屋市北区柳原1-17-2	052-911-7437
大阪MAC	556-0006 大阪市浪速区日本橋東1-3-5	06-6648-1717
京都MAC	600-8363 京都市下京区大宮通丹波口下ル 大宮3-18 MACビル	075-741-7125
広島MAC 作業所	732-0817 広島県広島市南区比治山町1-12	082-262-6689
ジャパンMAC 福岡	812-0043 福岡県福岡市博多区堅粕3-19-19	092-292-0182
北九州MAC	803-0814 福岡県北九州市小倉北区 大手町6-27 管工事協同組合ビル3F	093-967-7691

◉自助グループ

　薬物やアルコール問題など、同じ悩みを抱えた当事者同士の、回復のための集まりです。薬物依存者本人のためのグループ、アルコール依存者を抱えた家族のためのグループなど、いろいろなグループがあります。全国各地にたくさんの会場がありますので、自分の家の近くのミーティング会場がどこにあるのかなどは、それぞれのグループの代表電話に問い合わせてみてください。「一緒に薬物やアルコールをやめる仲間」が見つかるかもしれません。

●NA JAPAN （エヌ・エー ジャパン）
薬物依存者本人のための自助グループです。

代表連絡先／Japan Central Office（ジャパン セントラル オフィス）

〒115-0045 東京都北区赤羽1-51-3-301

TEL & FAX 03-3902-8869

営業時間／毎週火曜日　19：00〜21：00

毎週土曜日　13：00〜17：00（Faxは毎日24時間受け付けています）

●NAR-ANON JAPAN （ナラノン ジャパン）
薬物依存症者を抱えた家族のための自助グループです。

代表連絡先／ナラノンジャパンNSO（ナショナルサービスオフィス）

〒171-0021 東京都豊島区西池袋2-1-2 島幸目白ピソ2-C

TEL & FAX 03-5951-3571

受付／毎週月曜日〜金曜日　10：00〜16：00（土日祝日休み）

●AA JAPAN （エー・エー ジャパン）
アルコール依存者本人のための自助グループです。

大代表／AA日本ゼネラル・サービス・オフィス（JSO）

〒171-0014 東京都豊島区池袋4-17-10 土屋ビル3階

TEL 03-3590-5377　FAX 03-3590-5419

業務時間／毎週月曜日〜金曜日　10：00〜18：00（土日祝日休み）

● 各地域のセントラルオフィス
　お住まいの地域のオフィスに連絡をとってください。

北海道セントラルオフィス
〒063-0804 札幌市西区二十四軒4条5丁目3-3 キャロム24軒 A棟1F1号
TEL & FAX 011-557-4329
業務時間／月曜日～金曜日　10：00～16：00（土日祝日休み）

東北セントラルオフィス
〒981-0933 仙台市青葉区柏木1-7-12 紫苑荘2階東
TEL & FAX 022-276-5210
業務時間／月・水・金曜日　9：00～17：00（火木土日祝日休み）

関東甲信越セントラルオフィス
〒170-0005 東京都豊島区南大塚3-34-16 オータニビル3F
TEL 03-5957-3506　FAX 03-5957-3507
業務時間／月曜日～土曜日　10：00～19：00（日休み）

中部北陸セントラルオフィス
〒462-0844 名古屋市北区清水4-15-1 日宝黒川ビル404号
TEL 052-915-1602　FAX 052-917-0764
業務時間／月・水・金曜日　12：00～17：00（火木土日祝日休み）

関西セントラルオフィス
〒550-0015 大阪市西区北堀江3-6-28 乳業センタービル307
TEL 06-6536-0828　FAX 06-6536-0833
業務時間／月曜日～金曜日　10：00～16：00
　　　　　　　日曜日　13：00～16：00（土祝日休み）

中国四国セントラルオフィス
〒730-0051 広島市中区大手町3丁目6-13 ダイアパレス603号
TEL 082-246-8608　FAX 082-295-9754
業務時間／月曜日～金曜日　10：00～18：00（土日祝日休み）

九州沖縄セントラルオフィス

〒892-0803　鹿児島市祇園之州12 セジュール祇園之州102号

TEL＆FAX 099-248-0057

業務時間／月曜日～金曜日　10：00～16：00（土日祝日休み）

● Al-Anon JAPAN （アラノン ジャパン）

アルコール依存症者を抱えた家族のための自助グループです。

大代表／アラノン家族グループ

TEL 045-642-8777 （10:00～16:00　水土日祝日休み）

MAIL gso@al-anon.or.jp

〒221-0075 神奈川県横浜市神奈川区白幡上町19-13

◉SMARPPと同じようなプログラムを実施している全国の機関

　全国には、SMARPPと同じようなプログラムを提供している医療機関や保健機関が数多くあります。引越しをして遠くにいくことになったり、遠くの仲間が治療先を探しているようなときに、ぜひ参考にしてください。

● **国立精神・神経医療研究センター精神保健研究所薬物依存研究部ホームページ**

SMARPPなどの「薬物依存症に対する認知行動療法プログラム」の国内実施状況

https://www.ncnp.go.jp/nimh/yakubutsu/pdf/smarpp20210205.pdf

◉依存症に関するさまざまな情報や知識

　SMARPPでは、薬物やアルコールに関するさまざまな知識や情報を提供していますが、もっと情報を得たい方は下記のサイトをご活用ください。薬物依存症、アルコール依存症、ギャンブル依存症に関する知識や、依存症に関連する制度や施策、海外の動きなど幅広い情報を得ることができます。

● **依存症対策全国センターホームページ**

https://www.ncasa-japan.jp/

解　題

　2006年に最初のSMARPPの試行に着手してからの15年、時代の変化に伴って、薬物依存症とSMARPPをめぐる状況にもいくつかの変化がありました。

　まず、乱用薬物が変化しました。もちろん、わが国の薬物依存症臨床の現場における「首席的」な薬物は依然として覚醒剤であることは変わりないのですが、「次席的」な薬物はめまぐるしく入れ替わり、変遷してきました。ちょうど10年くらい前から危険ドラッグの乱用が急激に広がり、規制強化がなされるたびにその有害性を高め、最終的には市中から姿を消しました。すると、それと入れ替わるように、今度は、処方薬や市販薬といった医薬品を乱用する患者さんが増えました。さらに最近では、国が大麻の取り締まりに力を入れている影響なのか、逮捕を機に大麻の問題を抱える患者さんが受診することも増えてきました。

　それから、国の施策にも変化がありました。2016年に「刑の一部執行猶予制度」が施行された影響で、刑務所や保護観察所からの紹介で依存症専門外来に受診する薬物依存症患者が増加しました。また、同年より、SMARPPは「依存症集団療法」として医療機関における診療報酬の算定対象となり、これまで私たちが独自に開催してきたSMARPP研修会（「認知行動療法の手法を活用した薬物依存症集団療法研修」）は、診療報酬算定にあたって受講が必須となりました。つまり、当初、ささやかな実験的な試みとして始まったSMARPPは、「よくも悪くも」あたりまえの治療となったわけです（なぜ「よくも悪くも」というのかといえば、不思議なことに、新たに登場した何らかの心理療法というものは、「制度化」した時点から衰退が始まるものだからです）。

　当然ながら、私たち自身も変化しました。この15年間、私たちはたくさんの薬物依存症患者さんと出会い、SMARPPを提供し、臨床経験を蓄積していました。そのなかで、私たち自身が既存のSMARPPワークブックの内容に不満を感じる部分がいくつか出てきましたし、患者さんのほうから不備を指摘されたり、修正や再考を要求されたりした箇所もありました。何よりも、海外における薬物政策の新しい潮流——その代表的なものが、「はじめに」でも触れたハームリダクションです——にも影響を受け、私たち自身の臨床的スタンスがずいぶんと変わったように思います。

　これらの変化が、今回、SMARPP改訂に踏み切った理由です。改訂にあたっては、

国立精神・神経医療研究センターにおける薬物依存症臨床を結集するために、多くの関係者に協力をお願いしました。これまでは、私と今村扶美さんを中心にワークブックの開発と改訂を行ってきましたが、今回は、国立精神・神経医療研究センターでともに薬物依存症の臨床と研究をやってきた仲間に声をかけ、それぞれの「SMARPPはこうあるべき、こうあってほしい」という思いを反映させるようにしたのです。

　それから、多岐にわたる改訂案のとりまとめを、近藤あゆみさんにお願いしました。近藤さんは、精神保健学をバックグランドとする研究者で、長年、依存症家族支援の実践と研究に従事してきましたが、実は、私や今村さんが、2006年、SMARPP試行に先立って米国のマトリックス研究所での研修に参加した際、彼女も研修ツアーの仲間として同行していたのです。そして帰国後、彼女は、東京都立多摩総合精神保健福祉センターにおいてSMARPPを簡略化した回復プログラム『TAMARPP』を立ち上げ、現在では、国立精神・神経医療研究センターでのSMARPP運営の実務責任者を担っています。近藤さんは、多くの作成協力者の意見を集約し、作業の進捗を管理するとともに、全体の統一感を損なわないように、周到に細部の調整をしてくれました。

　今回の改訂において私が願ったのは、このように、当初の開発者以外の視点を多数取り込むことで、SMARPPがより普遍性のあるものへと成長することでした。いささか手前味噌ではありますが、その目論見は見事に功を奏したと感じています。

　さて、以下に今回の改訂点と改訂した理由について、重要なポイントだけを取り上げて説明しておきます。

1.「再発」の定義に関する変更

　今回、最も大きな変更は、「再発」の定義です。

　従来のSMARPPでは、再発は再使用の手前に現れる現象と定義されていました。つまり、再発は、まだ薬物に再び手を出していないものの、行動パターンやものの考え方、感じ方が薬物を乱用しているときに戻っている危険な状態を意味していました。これは、SMARPPでいう「依存症的行動」や「依存症的思考」と重なる概念です。これは、アルコール依存症の自助グループAA（Alcoholics Anonymous）でいう「しらふの酔っぱらいdry drunk」——まだ酒に手を出していないが、まるで飲酒酩酊したときのように、自己中心的かつ傲慢なものの考え方になっていること——とも同じことを指し、これまでのわが国の依存症臨床では比較的なじみのある考え方でした。

しかし、こうした定義は、海外の依存症治療では一般的とはいえず、再発（relapse）は、再使用の前ではなく、後に出現するものとして使用されています。本来、「re-lapse」とは、「逆戻り」「ぶり返し」を意味する言葉であり、「lapse」（ちょっとしたつまずき、しくじり。いわゆる「スリップ」や「再使用」と呼ばれる現象にあたる）がくりかえされた結果、「以前と同じ乱用状態に戻ってしまう」事態を表しています。逆にいえば、lapseの段階ですぐに何らかの対処をして断薬の状態に引き返せば、再発とは見なされないわけです。

　もちろん、SMARPP開発時点からこのことはわかっていましたが、少なくとも15年前は、まだわが国の依存症臨床家にはなじまない考え方と判断し、あえて再発を再使用の前に持ってきたのでした。とはいえ、今、当時の自分たちの心境を冷静に振り返れば、その頃はまだどこかで、「覚醒剤の再使用なんてとんでもない、重大な事件だ」という意識があった可能性も否めないでしょう。

　しかし、実際の臨床現場でずっと気になっていたのは、再使用した患者さんの禁断破断効果といわれる現象でした。つまり、せっかく頑張って薬物をやめ続けていた患者さんが、うっかり再使用してしまった際、自身に対する失望や自責感から、「一回も百回も同じことだ」と自暴自棄的な薬物使用をしてしまう現象、そればかりか、そのような状態に対する自身への恥ずかしさから治療を中断してしまう現象です。

　こうして自暴自棄的に覚醒剤を連続使用すると、患者さんは往々にして数日間部屋にこもりきりで薬物を使用する状態に陥りがちです。結果的に、覚醒剤誘発性精神病を呈しやすく、そこから暴力行動や自殺行動に発展すれば、逮捕の危険も高まります。また身体的にも脱水や低栄養、深刻な場合には、横紋筋融解症などの健康被害を呈することもあります。何よりも心配なのは、この状態に陥ると、患者さん自身が冷静さを取り戻し、気を取り直して再び治療に挑戦する気持ちを取り戻すまで、相当な時間を要してしまう、ということです。

　そこで、今回、海外の標準的な治療プログラムと同じように、再使用の後に再発を移動させることにしました。それによって患者さんたちに、「大事なことはスリップ（lapse）しないことではなく、それがダラダラとくりかえされて再発（relapse）に発展しないようにすること、そして、再使用をひとりで悩まずに、一刻も早く治療の場に戻ってくること」というメッセージを伝えたいと考えたのです。実際、このように変更したほうが、SMARPP本来の治療理念にも合致しています。

2. 覚醒剤・アルコール以外の薬物について

　今回、ワークブックのなかでとりあげる薬物の種類についても、若干の変更があります。市販SMARPPワークブックとして最初のバージョンである2011年版では、覚醒剤を中心にアルコールや大麻の問題に少し触れるという内容でした。しかし、同書を上梓して以降、市中では危険ドラッグの乱用が急速に広がり、また、処方薬（睡眠薬・抗不安薬）乱用も大きな社会問題となったことを受けて、2つ目のバージョンである2015年版では、危険ドラッグと処方薬の章を新設しました。ところが、同書を上梓した直後より、危険ドラッグの乱用は急速に収束し、それと入れ替わるようなかたちで、今度は市販薬の乱用が目立ってきました。

　そこで、今回、市販薬もとりあげることとして、処方薬と同じ章のなかでくわしい記述を加えました。一方、危険ドラッグについては、本文とは別に「コラム」のようなかたちで小さくとりあげるにとどめることにしました。

　それから、大麻に関する内容は全面的に改訂しました。これまでのSMARPPワークブックでは、大麻の健康被害として幻覚・妄想や無動機症候群といった、かなり深刻な健康被害が強調されていました。これが実に患者さんたちからの評判が悪く、実際のセッションでその章をとりあげるたびに、「偏った情報である」との批判が多数寄せられてきました。

　この点については、私たち専門家側の責任は決して小さくなかったと思います。というのも、これまでは、純粋に大麻だけの問題で薬物依存症外来を訪れる患者さんはきわめてまれでした。もちろん、ごくまれに激しい幻覚・妄想を呈して緊急入院する大麻使用経験者もいましたが、今思えば、そうしたケースの大半は、他の薬物と併行して大麻を使っていたり、他に精神障害を併存していて、臨床的にはむしろそちらが問題だったりする患者さんでした。それにもかかわらず、わが国の専門家は、ごくまれに訪れる患者さんのそのようなに症状こそが典型的な大麻精神病なのだと誤解し、論文や教科書にもそのような記述がなされてきたのだと思います。そして、恥ずかしながら、従来のSMARPPワークブックもまたそれらの古い文献を参照して作成されたのでした。

　そうした中で、近年、大麻取締法違反者の摘発が強化されているせいなのか、逮捕をきっかけに薬物依存症外来に受診する大麻関連の患者さんが増えてきました。そのなかには、大麻以外の薬物の使用歴がなく、他の精神障害の併存もない患者さんも大勢おり、いずれも幻覚・妄想や無動機症候群とは無縁の人たちばかりです。そのような患者さんにとっては、従来のワークブックに列挙されている、ほとんど「神話的」「迷信的」ともいえる症状は、納得できないものだったでしょう。それど

ころか、これでは、「ダメ。ゼッタイ。」式の薬物乱用防止教育のように、薬害を戯画的なまでにことさらな誇張をして、子どもを脅すやり方と変わらないようにも思えます。当事者からの批判や反発は当然だったといえるでしょう。

そこで、今回の改訂では、大麻に関する記述を大々的に改訂することにしたのです。私たちは決して大麻を安全であるとか、依存性がないとは考えていませんが、やはりもっと正確かつ中立的な情報を提供しなければいけないと考えています。

3. 健康問題に関する情報提供

健康情報に関する記述にも大々的な修正や追加をしています。

なかでも、感染症に関する記述には力を入れました。薬物を注射で使用する人たちにとって、他人と注射器を共有することで感染するC型肝炎とHIV感染症は重要な問題です。

かつてこれらの感染症は、それこそ「死に至る病」でした。C型肝炎の場合、放置しておけば緩徐に進行して肝硬変や肝臓がんへと発展し、唯一の治療法とされてきたインターフェロン療法も、かなりしんどい副作用を耐えて長期間に及ぶ治療を受けても、「治った」といえる状態にまで改善する人は限られていました。

また、HIV感染症についても、かつては、ひとたび感染すると、時間経過に伴って免疫力が著しく低下し、長く生きることはできませんでした。そのせいで、これらの感染症に罹患している人を知った薬物依存症患者さんのなかには、「どうせ長生きなんかできない」と、かえって自暴自棄になって薬物に耽溺してしまう人さえいたほどです。

ところが、医学の進歩によってこれらの感染症の治療成績は飛躍的に向上しました。C型肝炎に対する最新の抗ウイルス薬は、数週間の治療でC型肝炎をほぼ確実に「完治」といえる状態まで改善させますし、HIV感染症も早期より治療を開始すれば、健常人とほぼ変わらない年齢まで生きることができます。

こうした健康問題に対する最新の情報は、すでにこれらの感染症に罹患している患者さんにとって生きる希望となることでしょう。そして、ひいては、依存症に対する治療意欲を高めることにもつながるはずです。

それから、覚醒剤による脳障害に関しては、私たちの薬物依存症治療チームの精神科医であり、神経画像研究を専門とする沖田恭治さんに最新の情報を提供していただきました。実際のセッションでも、覚醒剤による脳内ドーパミン神経系への影響は、患者さんたちも興味津々で、毎回、かなりの盛り上がりを見せています。

薬物依存症患者さんの治療転帰についても新たな知見を追加しました。治療転帰

については、すでにこれまでも、私たちが実際に治療した患者さんの転帰調査の結果を示しておりましたが、今回は、嶋根卓也さんが行っているダルク利用者の転帰調査『ダルク追っかけ調査』の研究成果を追加しました。この調査では、ダルク利用者の治療成績が非常よいことが明らかにされており、その断薬率はSMARPPをはるかに上回っています。私たちは、こうしたデータを提示することで、SMARPPだけではなかなか断薬が続かないSMARPP参加患者さんが、次なるチャレンジとしてダルク入寮などを決意するきっかけになればと考えています。

4. 薬物依存症以外の話題

　プログラムも毎回、薬物の話題ばかりでは患者さんも退屈します。特に、すでにSMARPPが2クール目、3クール目に入っていて、薬物を使わない生活が続いている患者さんの場合、薬物依存症に関連した話題よりも、自分自身のライフスタイルや人との関係の持ち方といったテーマに関心を抱くようになっている人もいます。そして、現実問題として、薬物をやめつづけるには、まさにこうした薬物使用の「根っこ」にあたる部分へのケアがとても重要です。

　そのような薬物依存症以外の話題として、すでに2つ目のワークブックのなかでは、「あなたを傷つける人間関係」という章を用意しましたが、今回さらに、今村扶美さんが中心となって、「セルフケア」と「お互いを大事にするためのコミュニケーション」という2つの章を追加しました。これによって、SMARPPは、単に薬物をやめるだけではなく、患者さんに生き方のヒントを提供できるプログラムになったように思います。

5. すぐに使える具体的な情報

　今回の改訂では、ワークブックで扱った話題に関して、患者さんがもっと深く、くわしく知りたいと思ったときに調べることができるできるように、情報の出典を提示するようにしました。

　それから、困ったとき、苦しいときに医療機関以外の社会資源にもアクセスできるように、具体的な情報を提供するようにしました。SMARPPワークブックの最初のバージョンから精神保健福祉センターやダルクの連絡先を提示しておりましたが、今回の改訂では、自助グループはもちろん、さまざまな生きづらさを抱える人たちを支援する民間団体の情報も掲載してあります。さらに、それが可能な場合には、そうした社会資源のサイトにすぐにアクセスできる「QRコード」も提示しました。

以上が、今回の改訂における主要なポイントです。

　もちろん、他にも細々とした修正や改変は至るところに存在します。その一つひとつを挙げることは省かせていただきますが、私たちSMARPP運営スタッフが実際にファシリテーターをやっていて、「ここがやりにくい」「このセクションでは、患者さんが退屈そうにしていた」「ここは患者さんの食いつきがすごくよい」といった感触を抱いたところにはできるだけ手を入れるようにしました。つまり、私たちの臨床経験を集大成し、そのすべてを本書に注ぎ込んでいるわけです。

　そう、確かに、このワークブックには私たちの15年間の歩みが凝縮されています。マトリックス研究所での研修からわずか2カ月後、かつて私が勤務していた神奈川県立せりがや病院（現在の神奈川県立精神医療センター）に場所をお借りし、最初のSMARPPの試行を行ったのが、2006年9月のことでした（試行の場を提供してくださったせりがや病院への敬意を表して、SMARPPの「S」は「せりがや：Serigaya」の頭文字からとっています）。そのちょうど3年後の2009年9月に、自分たちの本拠地である国立精神・神経医療研究センターに薬物依存症専門外来を開設し、外来診療とともにSMARPPを開始しました。そして、少しずつ仲間が増えていき、2017年にはこの専門外来は「薬物依存症センター」へと大きな組織に発展し、現在は、国における薬物依存症に関する依存症対策全国センターとして、また、東京都における薬物依存症治療拠点としての役割を担うに至っています。

　そのなかで、出会った患者さんたちから学んだこと、考えさせられたこと、悩んだことによって、SMARPPは鍛えられてきました。そして今回、著者として名前を連ねてはいないものの、私たちのチームには、他にも多くの精神科医、心理士、看護師、精神保健福祉士、作業療法士がおり、そうした人たちの経験や知恵も反映されています。

　しかし、くれぐれも誤解しないでください。SMARPPは決して「最強の薬物依存症治療法」などではなく、あくまでも入門的な治療法にすぎないのです。まだ薬物依存症に対する専門的治療を受けたことのない患者さんを一人でも多く支援につなげ、さまざまな社会資源との出会いのチャンスを作るためのものです。こう言いかえてもよいでしょう。SMARPPは「支援の間口を広げるため」のプログラムである、と。

　同時に、SMARPPは、援助者側の「間口を広げる」ツールでもあります。薬物依存症の支援経験が乏しく、「患者さんとどうかかわってよいのかわからない」という援助者、ともすれば薬物依存症患者さんに苦手意識を抱きがちな援助者に対して、心のバリアーを取り除き、戸惑いを緩和し、当事者とのかかわりを支援するプログラムです。その意味で、援助者にとっても入門的治療法といえるでしょう。できれば、SMARPPを契機として依存症支援に関心を持っていただき、さらに奥へと関心

を深めていただきたいと願っています。

　最後になりましたが、私たちになんと3回ものSMARPPワークブック刊行の機会を与えてくださった、金剛出版社長の立石正信さん、ならびに、今回、編集の労を執ってくださった浦和由希さんに深謝申し上げます。

　また、国立精神・神経医療研究センターのSMARPPに参加し、私たちに多くの学びを与えてくださった、すべての薬物依存症患者さんに心からの感謝を捧げたいと思います。

　本書が、たくさんの援助者と当事者に手に取っていただけることを祈念しております。

　2021年9月

監修者を代表して
国立精神・神経医療研究センター精神保健研究所
薬物依存研究部 部長
同センター病院 薬物依存症センター センター長
　　　　　　　　　　　　　　　松本俊彦

「平安の祈り」

神さま、私にお与えください
自分に変えられないものを受け入れる落ち着きを
変えられるものは変えていく勇気を
そして、二つのものを見分けるかしこさを

伝：ラインホルド・ニーバー 作

"The serenity prayer"

God, grant me the serenity
to accept the things I cannot change,
the caurage to change the things I can,
and the wisdom to know the difference.

Reinhold Niebuhr

● 執筆者一覧（五十音順）

網干 舞
（あぼし まい）　国立研究開発法人国立精神・神経医療研究センター病院臨床心理部

今村扶美
（いまむら ふみ）　監修者略歴参照

沖田 恭治
（おきた きょうじ）　国立研究開発法人国立精神・神経医療研究センター病院第1精神診療部／
脳病態統合イメージングセンター

川地 拓
（かわち ひらく）　国立研究開発法人国立精神・神経医療研究センター病院臨床心理部

近藤あゆみ
（こんどう）　監修者略歴参照

嶋根卓也
（しまね たくや）　国立研究開発法人国立精神・神経医療研究センター精神保健研究所
薬物依存研究部

引土絵未
（ひきつち えみ）　日本女子大学人間社会学部

船田大輔
（ふなだ だいすけ）　国立研究開発法人国立精神・神経医療研究センター病院

松本俊彦
（まつもと としひこ）　監修者略歴参照

山田美紗子
（やまだ みさこ）　国立研究開発法人国立精神・神経医療研究センター病院臨床心理部

米澤雅子
（よねざわ まさこ）　国立研究開発法人国立精神・神経医療研究センター精神保健研究所
薬物依存研究部

● 監修者略歴

<small>まつもととしひこ</small>
松本俊彦

国立研究開発法人国立精神・神経医療研究センター精神保健研究所薬物依存研究部部長。
1993年佐賀医科大学卒業。横浜市立大学医学部附属病院にて臨床研修修了後、国立横浜病院精神科、神奈川県立精神医療センター、横浜市立大学医学部附属病院精神科を経て、2004年に国立精神・神経センター（現、国立精神・神経医療研究センター）精神保健研究所司法精神医学研究部室長に就任。以後、同研究所自殺予防総合対策センター副センター長などを歴任し、2015年より現職。2017年同センター病院薬物依存症センターセンター長併任。日本精神科救急学会理事、日本社会精神医学会理事、日本アルコール・アディクション医学会理事、日本学術会議アディクション分科会特任連携委員、NPO法人八王子ダルク理事、NPO法人東京多摩いのちの電話顧問を兼務。

主要著訳書として、『CRAFT 物質依存がある人の家族への臨床モジュール』（監修・金剛出版 [2021]）、『物質使用障害の治療──多様なニーズに応える治療・回復支援』（金剛出版 [2020]）、『トラウマとアディクションからの回復』（監修・金剛出版 [2020]）、『お母さんのためのアルコール依存症回復ガイドブック』（監訳・金剛出版 [2019]）、『CRA 薬物・アルコール依存へのコミュニティ強化アプローチ』（監修・金剛出版 [2018]）、『自傷行為治療ガイド 第2版』（監訳・金剛出版 [2018]）など。

<small>いまむらふみ</small>
今村扶美

国立研究開発法人国立精神・神経医療研究センター病院精神リハビリテーション部臨床心理室室長。
1999年慶應義塾大学、2001年東京都立大学大学院修了後、所沢市立教育センター教育相談員、東京少年鑑別所および川越少年刑務所心理技官を経て、2005年に国立精神・神経センター武蔵病院(現、国立精神・神経医療研究センター病院)心理療法士に着任。2014年より現職。臨床心理士、日本アルコール・アディクション医学会評議員。

主要著訳書として、『物質使用障害の治療──多様なニーズに応える治療・回復支援』（分担執筆・金剛出版 [2020]）、『お母さんのためのアルコール依存症回復ガイドブック』（監訳・金剛出版 [2019]）、『SMARPP-24 物質使用障害治療プログラム』（共著・金剛出版、[2015]）、『薬物・アルコール依存症からの回復支援ワークブック』（共著・金剛出版 [2011]）など。

<small>こんどう</small>
近藤あゆみ

国立研究開発法人国立精神・神経医療研究センター精神保健研究所薬物依存研究部診断治療開発研究室室長。
2004年東京大学大学院医学系研究科健康科学看護学専攻単位取得済退学。2005年学位（保健学博士）取得。国立精神・神経医療研究センター精神保健研究所薬物依存研究部流動研究員、新潟医療福祉大学講師・准教授を経て、2015年より現職。日本アルコール・アディクション医学会理事、NPO法人GAIA薬物・アルコール依存症リハビリセンター /NPO法人栃木ダルク /NPO法人RDP横浜役員を兼務。

主要著訳書として、『物質使用障害の治療──多様なニーズに応える治療・回復支援』（分担執筆・金剛出版 [2020]）、『トラウマとアディクションからの回復』（監訳・金剛出版 [2020]）など。

SMARPP-24

物質使用障害治療プログラム
［改訂版］
集団療法ワークブック

2015 年 6 月 20 日　初版第 1 刷発行
2022 年 1 月 20 日　改訂版第 1 刷発行
2024 年 6 月 1 日　改訂版第 3 刷発行

監修者
松本俊彦　今村扶美　近藤あゆみ

著者
網干　舞　沖田恭治　川地　拓　嶋根卓也
引土絵未　船田大輔　山田美紗子　米澤雅子

発行者
立石正信

発行所
株式会社 金剛出版
〒112-0005 東京都文京区水道1-5-16　電話 03-3815-6661
振替 00120-6-34848

装丁
永松大剛

本文イラスト
ふるやまなつみ

印刷・製本
シナノ印刷

ISBN978-4-7724-1866-9 C3011　©2022 Printed in Japan

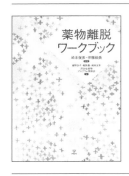

薬物離脱ワークブック

[監修]＝松本俊彦　伊藤絵美
[著]＝藤野京子　鷲野薫　藤掛友希
　　　両全会薬物プログラム開発会
●B5判　●並製　●352頁　●定価 3,080円

薬物をやめるのは簡単だが、やめ続けるのは難しい。
本書は、SMARPPとスキーマ療法を合わせた薬物離脱のワークブックである。

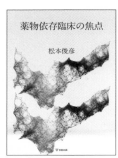

薬物依存臨床の焦点

[著]＝松本俊彦
●A5判　●上製　●184頁　●定価 3,080円

薬物依存症克服のための基本プログラム〈SMARPP〉を開発した著者が、臨床研究の成果と効果的な治療指針をわかりやすく解説。

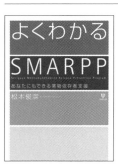

よくわかるSMARPP
あなたにもできる薬物依存者支援

[著]＝松本俊彦
●A5判　●並製　●192頁　●定価 1,980円

マトリックス・モデルを基に〈SMARPP〉を開発した著者が、薬物依存治療プログラムとしてのスマープを解説。

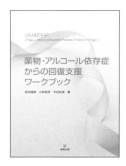

薬物・アルコール依存症からの
回復支援ワークブック

[著]＝松本俊彦　小林桜児　今村扶美
●B5判　●並製　●160頁　●定価 2,640円

海外の治療プログラムをもとに著者らが開発した、薬物・アルコール依存症回復プログラムを、使いやすいワークブックとして刊行。

価格は10%税込です。